Es fácil perderse en el mundo del cáncer

AF811571

Deje que NCCN Guidelines for Patients® lo oriente

- ✓ Guías paso a paso para conocer las alternativas de tratamiento para el cáncer que tienen más probabilidades de dar buenos resultados
- ✓ Basadas en las guías para el tratamiento usadas por los profesionales de la atención médica en todo el mundo
- ✓ Diseñadas para ayudarlo a hablar sobre el tratamiento del cáncer con sus médicos

National Comprehensive Cancer Network®

NCCN Guidelines for Patients® fue desarrollada por National Comprehensive Cancer Network® (NCCN®)

NCCN

- ✓ Una alianza de centros oncológicos de gran importancia en los Estados Unidos dedicados a la atención de los pacientes, la investigación y la educación

Centros oncológicos que forman parte de NCCN: NCCN.org/cancercenters

NCCN Clinical Practice Guidelines in Oncology (NCCN Guidelines®)

- ✓ Desarrollada por los expertos de los centros oncológicos de NCCN por medio de las investigaciones más recientes y su larga experiencia
- ✓ Para profesionales de tratamiento oncológico de todo el mundo
- ✓ Recomendaciones de expertos para la detección, el diagnóstico y el tratamiento del cáncer

Versión gratuita en línea en NCCN.org/guidelines

NCCN Guidelines for Patients

- ✓ Presenta la información de NCCN Guidelines en un formato que facilita el aprendizaje
- ✓ Para las personas con cáncer y sus grupos de apoyo
- ✓ Explica las alternativas de tratamiento para el cáncer que tienen más probabilidades de dar buenos resultados

Versión gratuita en línea en NCCN.org/patientguidelines

NCCN Guidelines for Patients se basa en NCCN Guidelines® para el cáncer de mama, versión **2.2022, 20 de diciembre de 2021**.

NCCN Foundation tiene como objetivo apoyar a los millones de pacientes y familias afectados por un diagnóstico de cáncer por medio de la financiación y distribución de la NCCN Guidelines for Patients. NCCN Foundation también está comprometida con el desarrollo de tratamientos para el cáncer por medio de la financiación de los médicos prometedores del país en el centro de innovación para la investigación del cáncer. Para obtener más detalles y acceder a la biblioteca completa de recursos para pacientes y cuidadores, visite NCCN.org/patients.

National Comprehensive Cancer Network (NCCN) / NCCN Foundation
3025 Chemical Road, Suite 100
Plymouth Meeting, PA 19462
+1 215.690.0300

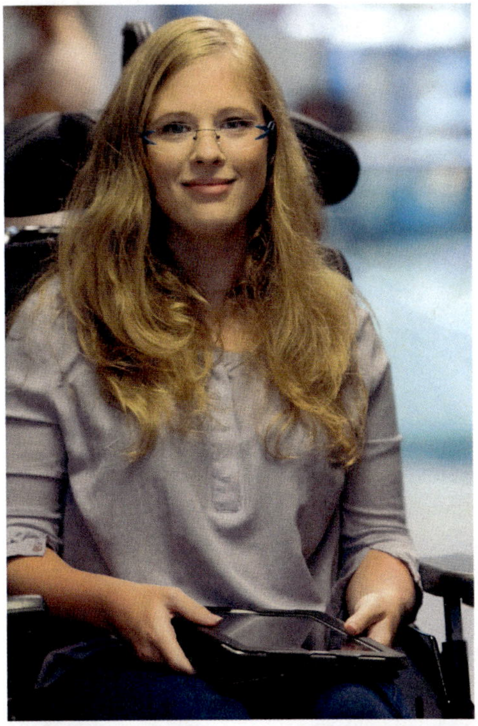
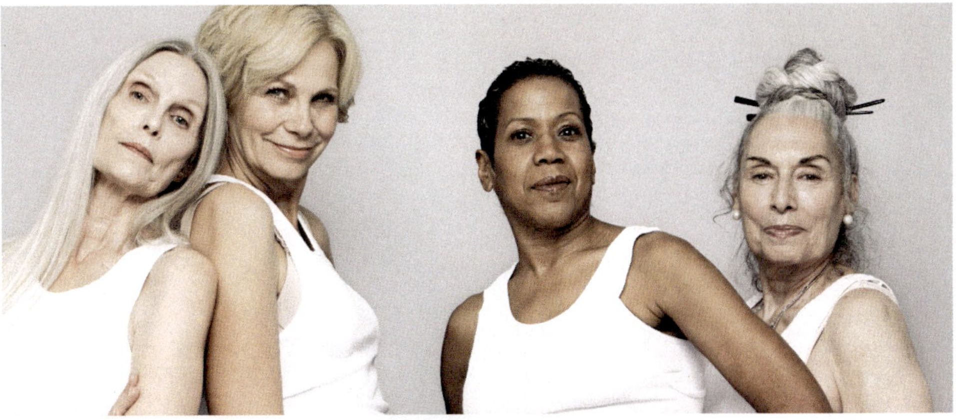
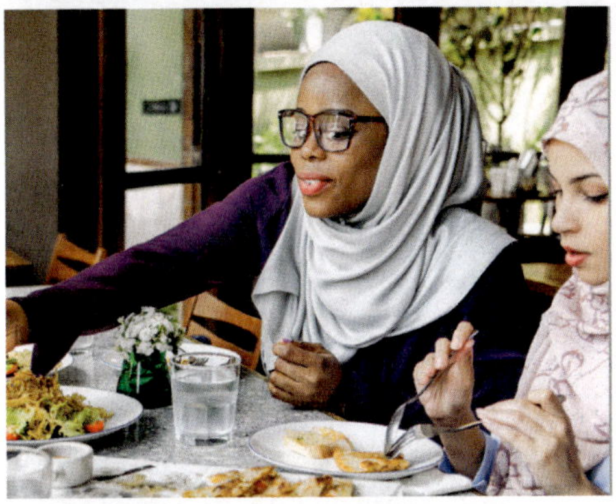
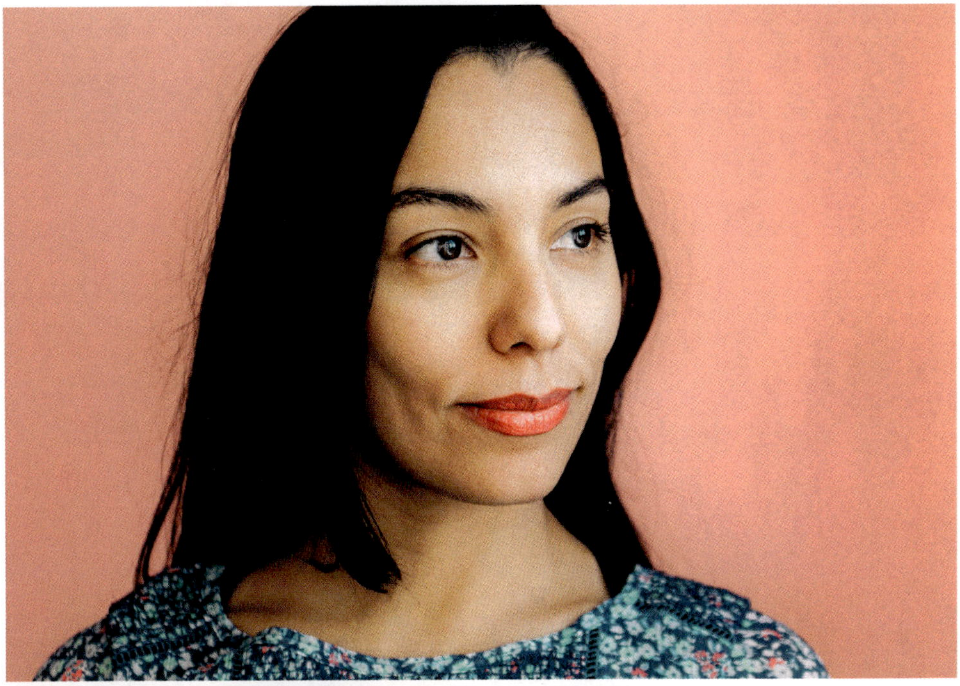
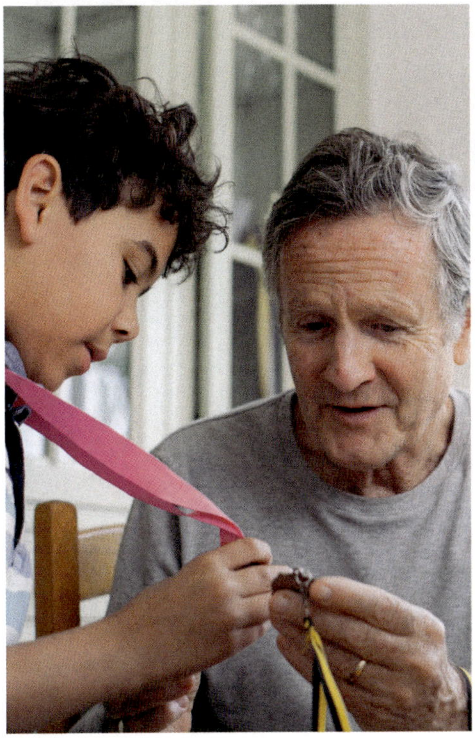
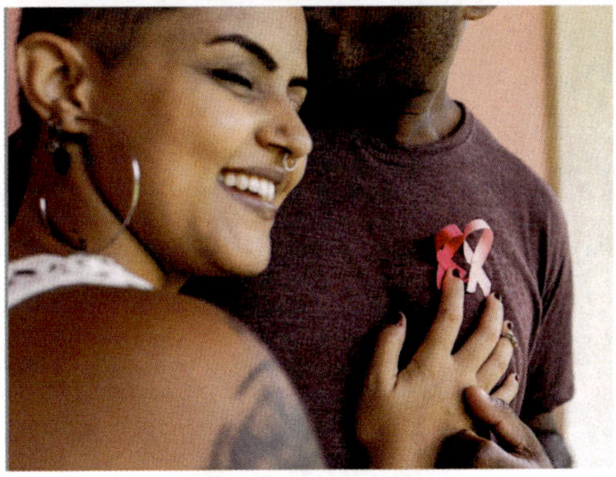
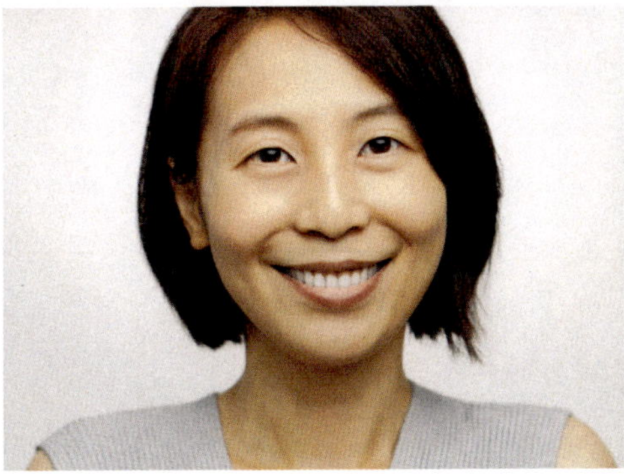
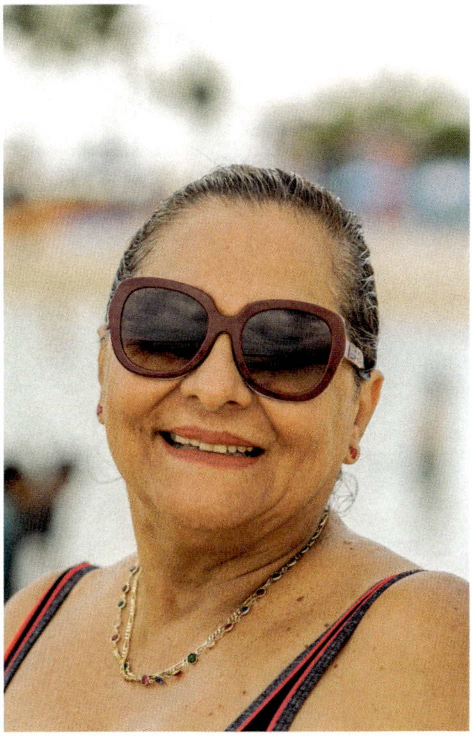

NCCN Guidelines for Patients cuenta con el apoyo financiero de NCCN Foundation®

Para efectuar una donación u obtener más información,
visite NCCNFoundation.org/donate
o envíe un correo electrónico a PatientGuidelines@NCCN.org.

Brem Foundation

Brem Foundation enseña a las mujeres sobre la necesidad de hacerse exámenes de detección personalizados, permite el acceso a la atención de las mamas para las mujeres que lo necesitan y aboga por políticas públicas que aumenten las oportunidades de las mujeres para hacerse exámenes de detección del cáncer de mama. Brem Foundation se enorgullece de llegar a las mujeres de todos los medios socioeconómicos y en todos sus trabajos ha centrado la atención en los determinantes sociales de la salud. bremfoundation.org

Con el apoyo adicional del Dr. Wui-Jin Koh

En honor a Judy Anne Hanada Koh

Contenido

1

Nociones básicas sobre el cáncer de mama

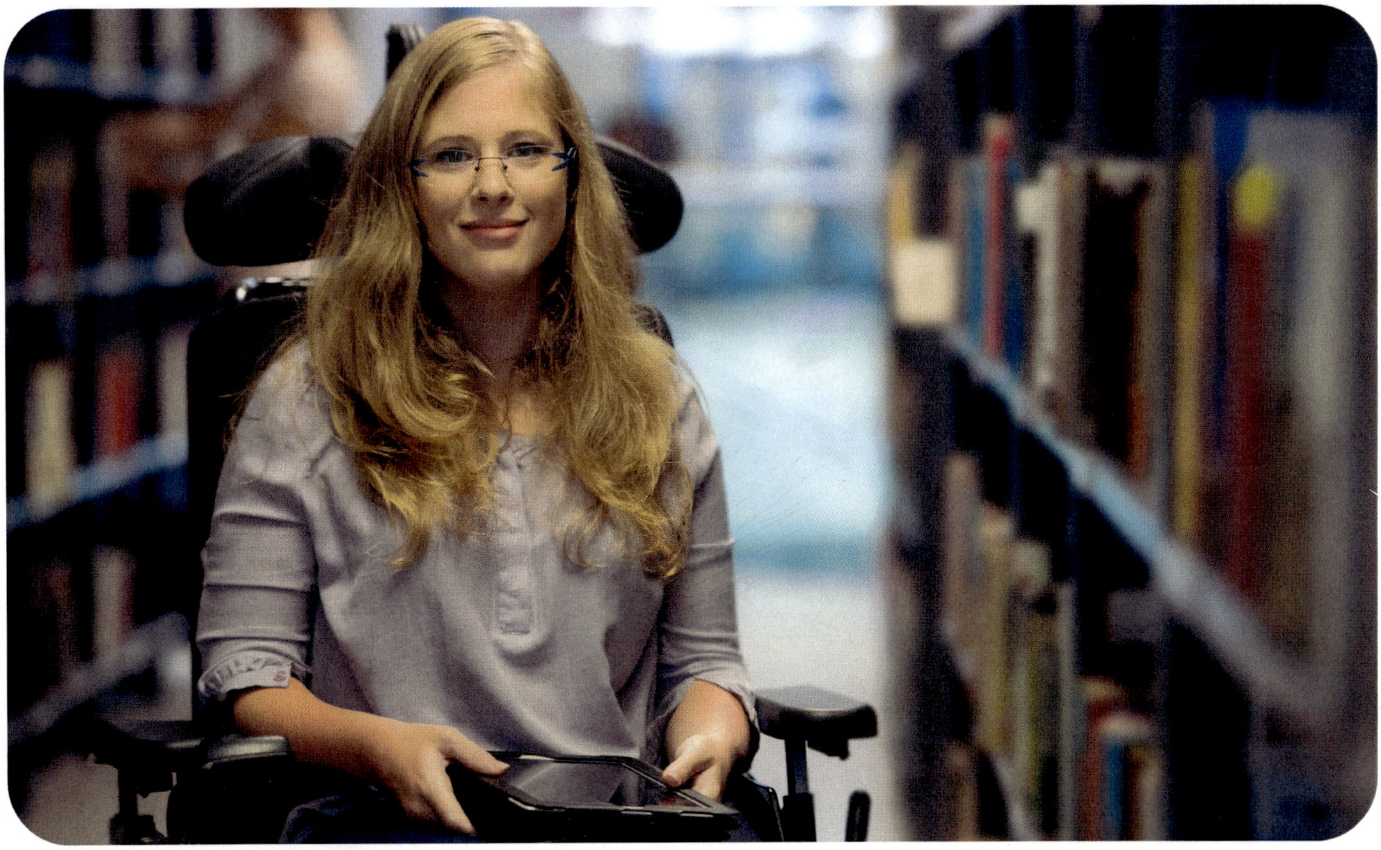

Cualquier persona puede padecer cáncer de mama. El cáncer de mama invasivo es un cáncer que se diseminó desde los conductos lácteos o las glándulas mamarias hasta el tejido mamario o los ganglios linfáticos cercanos.

La mama

La mama es un órgano y una glándula que se encuentra en el pecho. La mama se compone de conductos lácteos, grasa, nervios, vasos sanguíneos y linfáticos, ligamentos y otros tejidos conectores. Detrás de la mama se encuentran el músculo pectoral (pecho) y las costillas. Los músculos y ligamentos ayudan a mantener la mama en su lugar.

El tejido mamario contiene glándulas que pueden producir leche. Estas glándulas secretoras de leche se llaman lóbulos. Los lóbulos se ven como pequeños racimos de uvas. Unos tubos pequeños, llamados conductos, conectan los lóbulos con el pezón para transportar la leche materna.

El aro de piel más oscura de la mama se llama areola. La punta elevada dentro de la areola se llama pezón. El complejo areola-pezón (NAC) es un término que se refiere a las dos partes.

La linfa es un líquido transparente que lleva agua y alimento a las células. También sirve para combatir a los gérmenes. La linfa se drena del tejido mamario hacia los vasos linfáticos y viaja hasta los ganglios linfáticos cerca del hueco axilar (axila). Los ganglios cerca del hueco axilar se llaman ganglios linfáticos axilares (ALN).

La mama

La mama es un órgano glandular compuesto por conductos lácteos, grasa, nervios, vasos sanguíneos y linfáticos y otros tejidos conectores.

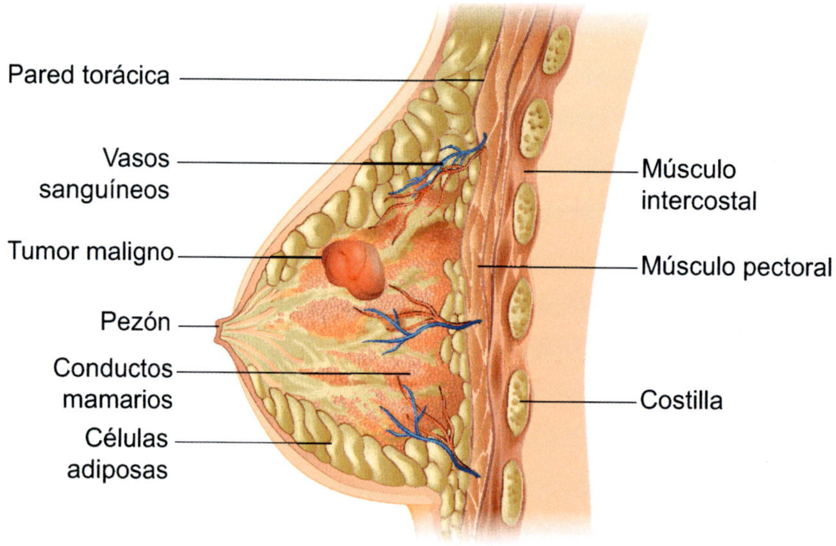

Cáncer de mama

El cáncer de mama comienza en las células de la mama. Casi todos los cánceres de mama son carcinomas. Los carcinomas son cánceres que comienzan en las células que recubren las superficies internas o externas del cuerpo.

Hay distintos tipos de carcinoma de mama. Los tipos más comunes son ductal o lobular.

- El **carcinoma de mama ductal** comienza en las células que recubren los conductos lácteos. Los conductos lácteos son tubos delgados que transportan la leche desde los lóbulos mamarios hasta el pezón. Es el tipo más común de cáncer de mama.
- El **carcinoma lobular** comienza en los lóbulos (glándulas secretoras de leche) de la mama.

Cualquier persona puede desarrollar cáncer de mama, incluso los hombres. A pesar de algunas diferencias entre los hombres y las mujeres, el tratamiento es muy similar para todos los géneros.

Cómo se extiende el cáncer de mama

Las células cancerosas no se comportan como las células normales. Las células cancerosas difieren de las células normales según lo que se indica a continuación.

Tumor primario

Con el tiempo, las células cancerosas forman una masa llamada tumor primario.

Invasivo

Las células cancerosas pueden esparcirse sobre los tejidos circundantes. El cáncer de mama invasivo es el cáncer de mama que se diseminó desde los conductos lácteos o glándulas secretoras de leche (lóbulos) hacia el tejido mamario o los ganglios linfáticos cercanos.

Metástasis

A diferencia de las células normales, las células cancerosas pueden extenderse y formar tumores en otras partes del cuerpo. La metástasis se refiere a la extensión del cáncer a otros órganos. Durante este proceso, las células cancerosas se desprenden del primer tumor (primario) y viajan a través de los vasos sanguíneos o linfáticos hacia zonas más alejadas. Una vez en esas zonas, las células cancerosas pueden formar tumores secundarios.

- El cáncer que se extiende a partes del cuerpo cercanas, como los ganglios linfáticos axilares, se llama metástasis local. También se puede denominar enfermedad local/regional o enfermedad localmente avanzada.
- Si el cáncer se extiende a una parte del cuerpo lejana del tumor primario se denomina metástasis a distancia.

El cáncer de mama puede hacer metástasis en casi cualquier lugar, pero con mayor frecuencia se extiende a los huesos, los pulmones, el hígado, la columna vertebral o el cerebro. El cáncer de mama que hace metástasis en otras partes del cuerpo se sigue llamando cáncer de mama.

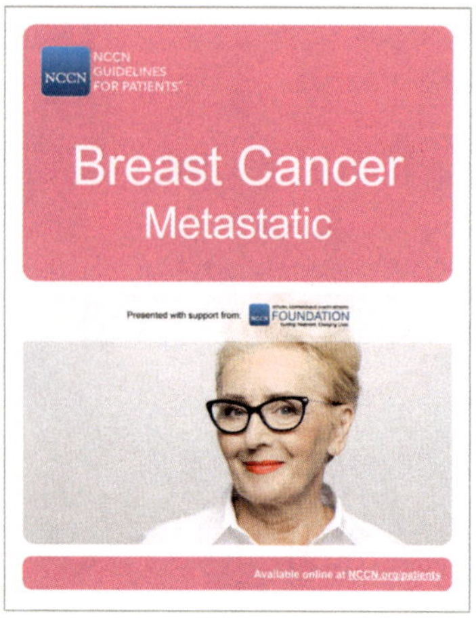

Consulte más información sobre cáncer de mama metastásico en *NCCN Guidelines for Patients: Cáncer de mama – metastásico,* disponible en nccn.org/patientguidelines.

Conozca a su equipo de atención y ayúdelos para que lo conozcan a usted.

Puntos clave

- Cualquier persona puede padecer cáncer de mama.
- Las mamas contienen lóbulos, conductos, grasa, vasos sanguíneos y linfáticos, ligamentos y tejido conector. Los lóbulos son estructuras que producen leche materna. Los conductos llevan la leche materna desde los lóbulos hasta el pezón.
- El cáncer de mama suele comenzar en los conductos o lóbulos y, luego, se extiende hacia el tejido circundante.
- El cáncer de mama invasivo es cáncer que se ha desarrollado fuera de los conductos o lóbulos, en el tejido circundante. Una vez fuera de los conductos o lóbulos, el cáncer de mama puede extenderse a través de la linfa o la sangre hacia los ganglios linfáticos u otras partes del cuerpo.
- El cáncer de mama metastásico se ha extendido a partes distantes del cuerpo.

2
Pruebas para detectar el cáncer de mama

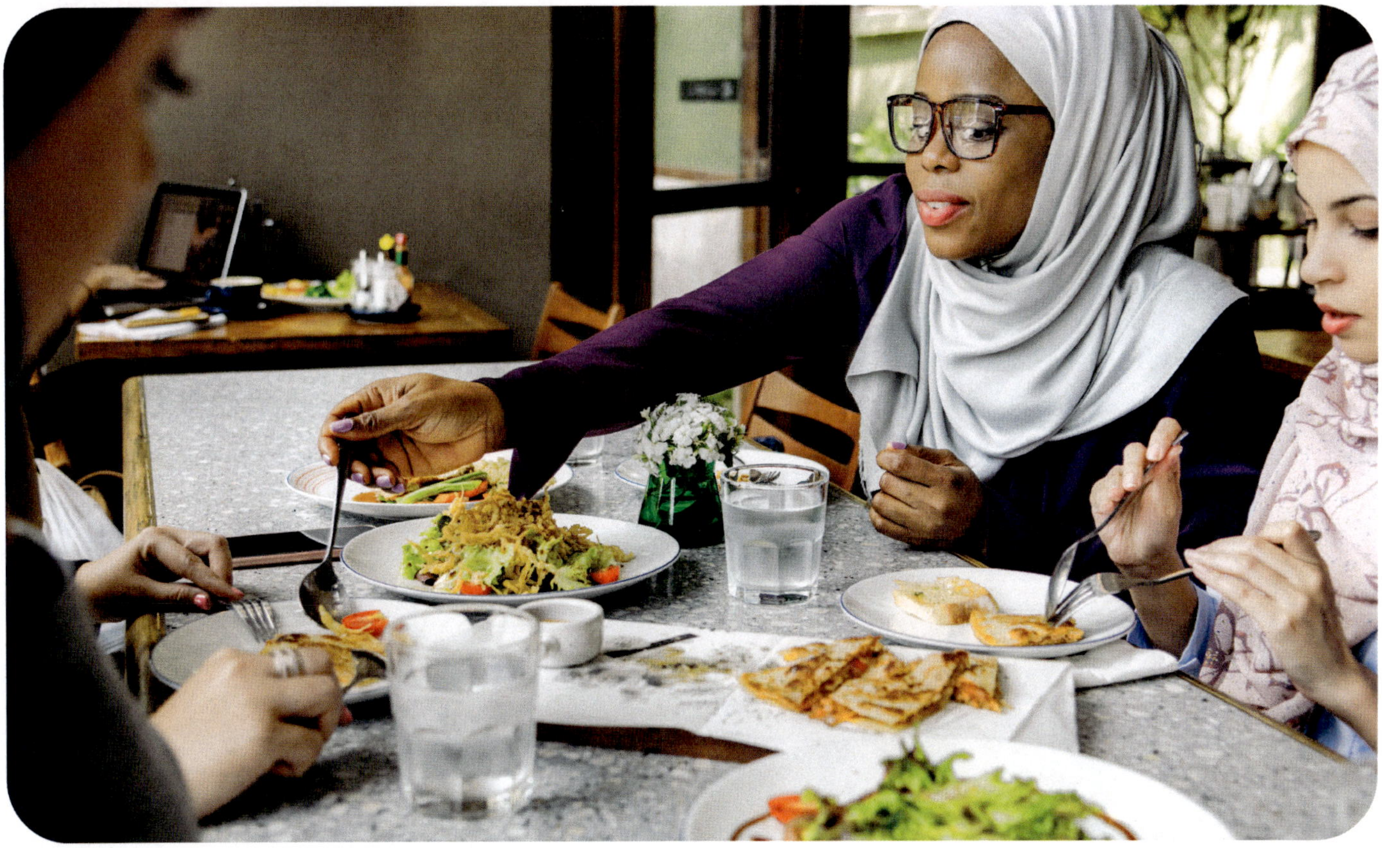

No todos los cánceres de mama invasivos son iguales. La planificación del tratamiento comienza con los estudios. Su médico buscará recaudar información sobre el cáncer que tiene. Este capítulo presenta una descripción general de los estudios que puede realizarse y qué puede esperar.

Resultados de los estudios

Los resultados de los estudios de diagnóstico por imágenes y las biopsias se utilizarán para determinar su plan de tratamiento. Es importante que comprenda lo que significa cada estudio. Haga preguntas y guarde copias de los resultados de sus estudios. Los portales para pacientes en internet son una excelente manera de acceder a los resultados de sus estudios.

Tenga en cuenta lo siguiente:

- Elija a un amigo, familiar o compañero que pueda llevarlo a las citas, proporcionarle las comidas o darle apoyo emocional durante el diagnóstico y el tratamiento.
- Vaya acompañado a las visitas al médico si es posible.
- Escriba preguntas y tome notas durante las citas. No tenga miedo de hacer preguntas a su equipo de atención. Conozca a su equipo de atención y ayúdelos para que lo conozcan a usted.
- Haga copias de los resultados de los análisis de sangre, de los exámenes de diagnóstico por imágenes y de los informes sobre el tipo específico de cáncer que tiene.
- Organice su documentación. Arme archivos para los formularios del seguro, la historia clínica y los resultados de los estudios. Puede hacer lo mismo en su computadora.
- Elabore una lista con la información de contacto de todos los miembros del equipo de atención. Agréguela a su teléfono. Coloque la lista en la puerta del refrigerador o guárdela en un lugar donde alguien pueda acceder a ella en caso de emergencia. Mantenga informado a su médico de atención primaria sobre los cambios en esta lista.
- Incluya en su lista de contactos información sobre el tipo exacto de cáncer que padece y el estadio en que se encuentra, así como cualquier cirugía o tratamiento al que se haya sometido y la fecha en que se inició.

Pruebas de salud general

Antecedentes médicos

Los antecedentes médicos son un registro de todos los problemas de salud y tratamientos que ha tenido durante su vida. Prepararse para enumerar las enfermedades o lesiones que ha tenido y cuándo ocurrieron. Lleve una lista de los medicamentos nuevos y antiguos e incluso los de venta libre, herbarios o los suplementos que esté tomando. Algunos suplementos interactúan y afectan las recetas que su médico puede darle. Informe a su médico sobre cualquier síntoma que tenga. Los antecedentes médicos, algunas veces llamados historia clínica, ayudan a determinar qué tratamiento es el mejor para usted.

Antecedentes familiares

Algunos cánceres, como otras enfermedades, pueden ser hereditarios. Su médico le preguntará sobre los antecedentes médicos de sus familiares consanguíneos. Esta información se llama antecedentes familiares. Pregunte a los miembros de ambos lados de su familia sobre problemas de salud como afecciones cardíacas, cáncer y diabetes, y a qué edad se los diagnosticaron. Es importante saber el tipo de cáncer específico o dónde comenzó el cáncer, si se encuentra en varios lugares.

Examen físico

Durante un examen físico, su profesional de atención médica puede:

- Tomarle la temperatura, la presión arterial, el pulso y el ritmo de su respiración
- Controlar su altura y peso
- Auscultarle el corazón y los pulmones
- Observar sus ojos, oídos, nariz y garganta
- Palpar y aplicar presión en distintas partes del cuerpo para ver si los órganos tienen tamaño normal, están blandos o duros o si le duele cuando los toca. Avise a su médico si siente dolor.
- Examinar sus mamas para detectar bultos, secreción o sangrado del pezón o cambios en la piel. Informe a su médico si ha notado cambios en sus mamas.
- Palparle el cuello y las axilas para detectar ganglios linfáticos agrandados. Informe a su médico si siente bultos o tiene dolor.

Para conocer los posibles estudios, consulte la Guía 1.

Guía 1 Posibles pruebas
Antecedentes médicos y examen físico
Mamografía de diagnóstico bilateral
Ecografía mamaria, según necesidad
Resonancia magnética de mama, según sea necesario
Biopsia con revisión anatomopatológica
Determinar el estado del tumor, inclusive: • el estado del receptor de estrógeno (ER) y del receptor de progesterona (PR) • el estado de HER2
Pruebas y/o asesoramientos genéticos si hay riesgo de cáncer de mama hereditario o si tiene cáncer de mama triple negativo (TNBC) (a cualquier edad)
Abordar los problemas de fertilidad, control de la natalidad y salud sexual
Prueba de embarazo en mujeres en edad fértil
Evaluar el malestar emocional
Estudios de diagnóstico por imágenes adicionales sólo si hay signos y síntomas de enfermedad metastásica

Fertilidad

Tratamientos como la quimioterapia o el tratamiento hormonal pueden afectar su fertilidad, la capacidad de tener hijos. Si cree que desea tener hijos en el futuro, consulte al médico la forma en que el cáncer y el tratamiento contra el cáncer podrían modificar su fertilidad. A fin de preservar su fertilidad, tal vez deba implementar alguna medida antes de comenzar el tratamiento contra el cáncer. Aquellas personas que deseen tener hijos en el futuro deberían consultar con un especialista en fertilidad para conversar acerca de las opciones disponibles antes de iniciar el tratamiento.

La preservación de la fertilidad consiste en dejar sus opciones abiertas, ya sea que sepa que desea tener hijos más adelante en la vida o que no tenga la certeza en este momento. Los especialistas en fertilidad y reproducción pueden ayudarle a decidir qué es lo mejor para su situación.

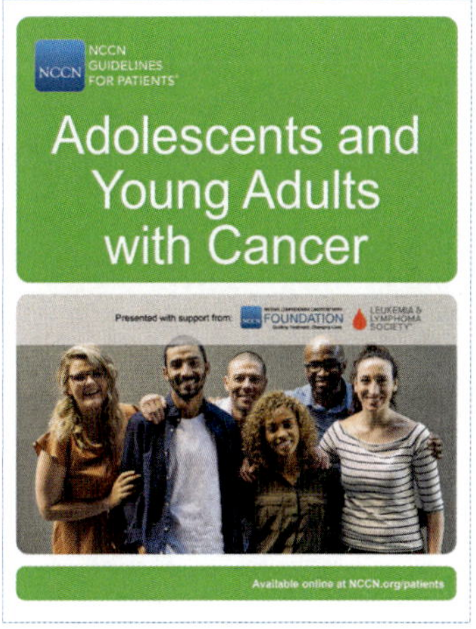

Puede encontrar más información sobre la preservación de la fertilidad en *NCCN Guidelines for Patients: Adolescentes y adultos jóvenes con cáncer***,** disponible en NCCN.org/patientguidelines.

Alteración de la fertilidad

El tratamiento para el cáncer de mama puede hacer que su fertilidad se vea temporalmente alterada o interrumpida. Esta pérdida temporal de la fertilidad se relaciona con su edad en el momento de recibir el diagnóstico, además de los tipos, la dosis y la duración del tratamiento. Hable con su médico sobre sus preocupaciones y si está planeando un embarazo.

Prevención del embarazo

Es importante prevenir el embarazo durante el tratamiento. El cáncer y el tratamiento del cáncer pueden afectar los ovarios y dañar los espermatozoides. Es posible que no sea recomendable utilizar un método hormonal de control de la natalidad, por lo que le recomendamos consultar a su médico acerca de las opciones con que cuenta, como dispositivos intrauterinos (DIU) y métodos de barrera. Los tipos de métodos de barrera incluyen condones, diafragmas, capuchones cervicales y esponja anticonceptiva.

Personas con ovarios

Las personas que pueden quedar embarazadas se someterán a una prueba de embarazo antes de comenzar el tratamiento. El tratamiento contra el cáncer puede dañar al bebé si está embarazada o queda embarazada durante el tratamiento. Por lo tanto, se recomienda adoptar medidas de control de la natalidad para prevenir el embarazo durante el tratamiento y posteriormente. Si está embarazada o amamantando en el momento del diagnóstico de cáncer, deberán evitarse ciertos tratamientos.

La menstruación, el flujo menstrual o "período" puede detenerse durante el tratamiento, pero a menudo reaparece dentro de los 2 años posteriores al tratamiento en mujeres de 40 años y menores. Todavía es posible que quede embarazada, aunque podría no tener el período. Por lo tanto, se recomienda un método de control de la natalidad durante el tratamiento y posteriormente. Consulte a su médico el mejor momento para planificar un embarazo.

Personas con testículos

El cáncer y el tratamiento contra el cáncer pueden dañar el esperma. Por lo tanto, use métodos anticonceptivos (control de la natalidad), como condones, para prevenir el embarazo durante y después del tratamiento.

Análisis de sangre

Los análisis de sangre comprueban si hay signos de la enfermedad y el funcionamiento de los órganos. Se necesita una muestra de sangre, que se toma con una aguja que se coloca en una vena. A continuación se describen algunos de los análisis de sangre que se le podrían realizar.

Prueba de embarazo

A quienes puedan quedar embarazadas se les entregará una prueba de embarazo antes de comenzar el tratamiento.

Hemograma completo

El hemograma completo mide los niveles de glóbulos rojos, glóbulos blancos y plaquetas en la sangre. El médico averiguará si tiene suficientes glóbulos rojos para llevar oxígeno al cuerpo, glóbulos blancos para combatir infecciones y plaquetas para controlar sangrados.

Panel metabólico completo

Un panel metabólico completo (PMC) es un análisis que mide 14 sustancias diferentes en la sangre. El PMC proporciona información importante sobre el funcionamiento de su hígado y mide los electrolitos, entre otras cosas. El análisis de la creatinina suele formar parte de un PMC. Este análisis mide el estado de los riñones.

Pruebas de función hepática

Las pruebas de función hepática (PFH) miden sustancias químicas que se producen o procesan en el hígado para observar el estado del hígado. Si los niveles son demasiado altos o bajos, esto indica que el hígado no funciona bien o que el cáncer se extendió al hígado.

Fosfatasa alcalina

La fosfatasa alcalina (ALP) es una enzima que se encuentra en la sangre. Los niveles altos de ALP pueden ser un signo de que el cáncer se extendió a los huesos o al hígado. Es posible que se indique una gammagrafía ósea si usted tiene niveles altos de ALP.

Estudios de diagnóstico por imágenes

En los estudios de diagnóstico por imágenes, se toman fotografías del interior del cuerpo. Los estudios de diagnóstico por imágenes permiten observar el tumor primario, o dónde comenzó el cáncer, y buscar cáncer en otras partes del cuerpo. Un radiólogo, que es un experto que interpreta los estudios de diagnóstico por imágenes de los estudios, redactará un informe y se lo enviará a su médico. Su médico analizará los resultados con usted.

Los siguientes estudios de diagnóstico por imágenes se enumeran en orden alfabético, pero no en orden de importancia. No le harán todas estas pruebas.

Mamografía de diagnóstico bilateral

Una mamografía es una imagen del interior de su mama. Las imágenes se toman con rayos X. Una computadora combina los rayos X para formar imágenes detalladas. Los resultados de la mamografía se utilizan para planificar el tratamiento.

Las mamografías de diagnóstico examinan áreas específicas de su mama, que pueden no verse claramente en las mamografías de detección. Se usa para ver si hay más de un tumor y el tamaño del tumor o de los tumores.

La tomosíntesis o mamografía en 3D es un tipo especial de mamografía que se utiliza en personas con un tejido mamario más denso para visualizar mejor las anomalías. Otras pruebas pueden incluir una IRM o una ecografía mamaria.

Gammagrafía ósea

El cáncer de mama puede extenderse a los huesos. Una gammagrafía ósea es un estudio de imágenes que puede mostrar si el cáncer se ha extendido a los huesos. Este estudio se puede usar si tiene dolor en los huesos, si tiene un alto riesgo de metástasis óseas o si hay cambios en ciertos resultados del estudio. Es posible que se utilicen gammagrafías óseas para controlar el tratamiento. Se revisará todo el esqueleto.

La gammagrafía ósea utiliza un radiomarcador. Un radiomarcador es una sustancia que libera pequeñas cantidades de radiación. Antes de que se tomen las imágenes, se inyectará el radiomarcador en una vena. Pueden pasar algunas horas hasta que el radiomarcador entre en sus huesos. Sin embargo, la prueba es rápida y no causa dolor.

Una cámara especial tomará imágenes del radiomarcador en los huesos a medida que se mueve por el cuerpo. Las áreas óseas dañadas usan más radiomarcador que el hueso sano y se muestran como puntos brillantes en las imágenes. El daño óseo puede producirse por cáncer, tratamiento contra el cáncer, lesiones previas u otros problemas de salud. Estas pruebas pueden ayudar a identificar áreas que podrían necesitar un análisis más detallado.

Radiografía de huesos

Una radiografía utiliza radiación de baja dosis para capturar una imagen a la vez. Un tumor cambia la manera en la que se absorbe la radiación y se verá en la radiografía. Las radiografías también sirven para mostrar problemas óseos. Si le duelen los huesos, o se ven anormales en una exploración ósea, es posible que su médico solicite una gammagrafía ósea.

Las imágenes y demás pruebas no siempre son precisas. Un equipo multidisciplinario debe revisar los resultados.

Exploración por TC

Una exploración por tomografía computada (TC o TAC) usa rayos X y tecnología para tomar imágenes del interior del cuerpo. Toma varias radiografías de la misma parte del cuerpo desde distintos ángulos. Todas las imágenes se combinan para hacer una imagen detallada.

La TC de pecho, abdomen o pelvis se puede utilizar como prueba para detectar el cáncer. En la mayoría de los casos, se utilizará contraste intravenoso (IV).

Medio de contraste

El material de contraste se utiliza para mejorar las imágenes del interior del cuerpo. Los materiales de contraste no son colorantes, sino sustancias que ayudan a realzar y mejorar las imágenes de varios órganos y estructuras en el cuerpo. Se usa para que las imágenes sean más claras. El medio de contraste no es permanente y se expulsa del cuerpo a través de la orina inmediatamente después de la prueba. Los tipos de contraste varían, pero son diferentes para la TC y la IRM.

Avise a sus médicos si ha tenido reacciones alérgicas al medio de contraste en el pasado, especialmente al yodo o a los mariscos, como las gambas. Esto es importante. Es posible que le administren medicamentos, como Benadryl y prednisona, para evitar los efectos de dichas alergias. Es posible que no se utilice el medio de contraste si tiene una alergia grave o si sus riñones no funcionan bien.

IRM

Una exploración por imagen por resonancia magnética (IRM) usa ondas sonoras e imanes potentes para tomar fotografías del interior del cuerpo. No usa rayos X. Informe a su médico si tiene metales en el cuerpo. Durante la prueba, es probable que se le pida que contenga la respiración durante 10 o 20 segundos mientras el técnico toma las imágenes. Avise a su médico si tiene claustrofobia.

IRM de mama

Si es necesario, se usará una resonancia magnética (IRM) de mama además de una mamografía. Se debe usar un medio de contraste. Se le colocará boca abajo en la máquina con los brazos por encima de la cabeza.

IRM de columna vertebral y cerebro

Se puede usar una IRM para detectar el cáncer de mama que se extendió (metástasis) a la columna vertebral o al cerebro. Para una IRM, se coloca un dispositivo alrededor de la cabeza. No se utiliza este dispositivo para una IRM de columna cerebral. Se debería utilizar contraste en una IRM.

Exploración por TEP/TC

Una tomografía por emisión de positrones (TEP) utiliza un fármaco radiactivo llamado radiomarcador. El radiomarcador es una sustancia que se inyecta en una vena para ver en qué lugar del cuerpo se encuentran las células cancerosas y para saber si están usando azúcar producida por el cuerpo para crecer. Las células cancerosas aparecen como puntos brillantes en las exploraciones por TEP. Sin embargo, no todos los tumores aparecerán en una exploración por TEP. Además, no todos los puntos brillantes son cáncer. Es normal que el cerebro, el corazón, los riñones y la vejiga se vean brillantes en la TEP. La inflamación o la infección también pueden verse como un punto brillante. Cuando la exploración por TEP se combina con una TC se llama exploración por TEP/TC. Según el centro oncológico, puede realizarse con uno o dos equipos.

TEP/TC con fluoruro de sodio

La TEP/TC con fluoruro de sodio se puede utilizar en reemplazo de una gammagrafía ósea. En este estudio, el radiomarcador está compuesto por fluoruro de sodio.

TEP/TC FDG

Una TEP/TC FDG utiliza un radiomarcador llamado fluorodesoxiglucosa (FDG) F-18. Está compuesto por fluoruro y una forma simple de azúcar llamada glucosa. No puede comer o beber durante al menos 4 horas antes del estudio. Esta exploración es más útil cuando los resultados de otros estudios por imágenes no son claros. Puede ayudar a detectar el cáncer en los ganglios linfáticos y en zonas distantes. Si muestra con claridad que hay cáncer en el hueso, es posible que no se precisen una gammagrafía ósea ni una TEP/TC con fluoruro de sodio. La TEP/TC FDG se puede realizar al mismo tiempo que una TC utilizada para diagnóstico.

Ecografía

La ecografía usa ondas sonoras de energía alta para generar imágenes del interior del cuerpo. Es similar a la ecografía utilizada para el embarazo. Se sostiene una sonda en forma de varilla y se mueve sobre la mama desnuda con un gel. También se puede colocar debajo de la axila. La ecografía no causa dolor y no utiliza rayos X, por lo que puede repetirse todas las veces que sea necesario. La ecografía sirve para mostrar pequeñas áreas de cáncer que están cerca de la piel. A veces, se usa una ecografía o IRM de mama para guiar una biopsia.

Biopsia

Una biopsia es un procedimiento en el que se extraen muestras de fluido o tejido del cuerpo. La muestra se envía a un laboratorio para su análisis. Un anatomopatólogo examinará la biopsia para determinar si hay cáncer y redactará un informe anatomopatológico. Consulte sobre los resultados de su biopsia y qué significa para su tratamiento.

Una vez que se haya encontrado una zona anormal, es posible que el equipo tenga que comprobar si hay un cáncer en la zona anormal. Hay distintos tipos de biopsias. Algunas biopsias se guían por imágenes, como una mamografía, una ecografía o una IRM. La biopsia se toma primero del tumor primario o principal. También se pueden hacer biopsias de otros tumores o tumores en diferentes áreas. Es posible que le extirpen tejido de la mama, los ganglios linfáticos o ambos.

Los tipos de biopsias posibles incluyen:

- La **aspiración con aguja fina (AAF) o biopsia por punción con aguja gruesa (CB)** utiliza agujas de diferentes tamaños para extraer una muestra de tejido o líquido.
- La **biopsia por incisión** extrae una pequeña cantidad de tejido a través de un corte en la piel o en el cuerpo.
- La **biopsia por escisión** extrae toda la zona anormal. No es el tipo de biopsia preferido, pero puede ser necesario si no hay otros métodos posibles o cuando los resultados de la biopsia no coinciden con los hallazgos esperados.

Biopsia

En una biopsia, se extrae una muestra del tumor. Hay distintos tipos de biopsia. Esta imagen muestra una biopsia con aguja guiada por ecografía.

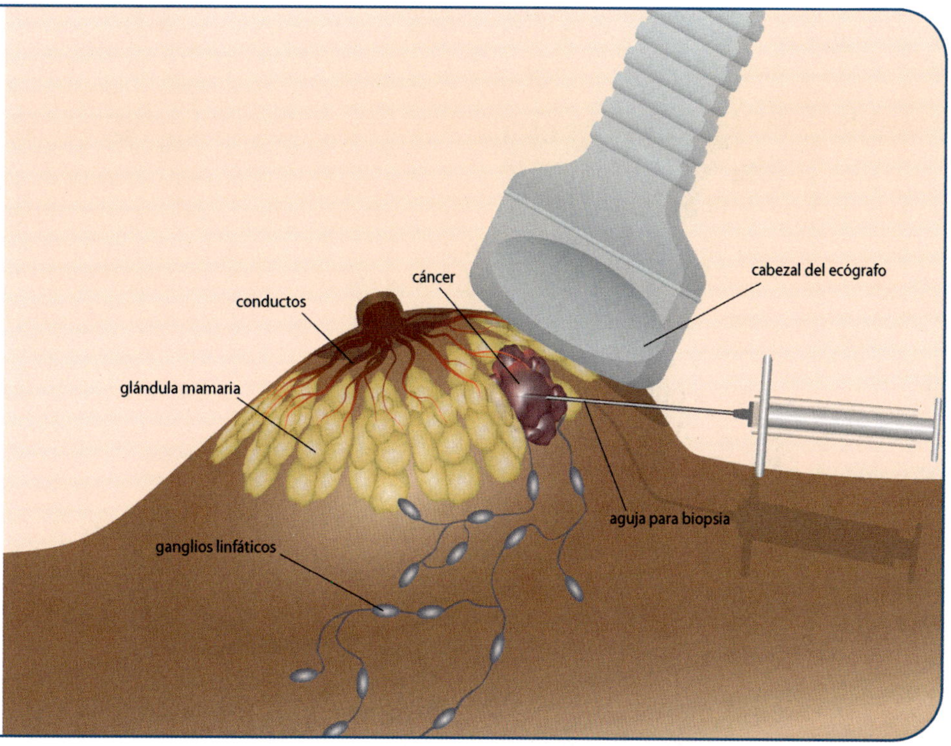

Antes de realizar las biopsias, normalmente se inyecta un medicamento anestésico en la zona. La biopsia por punción con aguja gruesa extrae más de una muestra de tejido. Las muestras son pequeñas. Se puede utilizar un "vacío" para extraer una muestra más grande. La aguja a menudo se guía hacia el tumor con imágenes. Cuando se usa una mamografía durante una biopsia, se denomina biopsia estereotáctica con aguja.

Se pueden colocar uno o más clips cerca del tumor de mama durante una biopsia. Los clips son pequeños, no provocan dolor y están hechos de metal. Se usan para marcar el sitio para futuros tratamientos e imágenes. Los clips permanecen en su lugar hasta la cirugía. Si la zona donde se hizo la biopsia es benigna, el clip permanecerá en su lugar para marcar el sitio de la biopsia en futuras imágenes.

Las biopsias suponen una experiencia tanto física como emocional. Es posible que tenga que descansar y colocar una bolsa de hielo en la zona de la biopsia después del procedimiento. Si está trabajando o tiene otros compromisos, puede tomarse el día libre para recuperarse emocional y físicamente de la experiencia.

Biopsia con aguja del ganglio linfático axilar

Un ganglio linfático axilar (ALN) drena linfa de la mama y áreas cercanas. En una biopsia de ganglio linfático axilar, se toma una muestra del ganglio linfático cerca de la axila con una aguja. Esto sirve para determinar si los ganglios linfáticos anormales observados en los estudios de diagnóstico por imágenes contienen células cancerosas. Se utilizará una biopsia por aspiración con aguja fina o por punción con aguja gruesa guiada por ecografía. Si hay cáncer, se denomina ganglio positivo (ganglio +). Se puede colocar un marcador en el ganglio para poder identificarlo posteriormente si es necesario.

Arme una carpeta médica

Un cuaderno o carpeta médica es una excelente manera de organizar toda su historia clínica en un solo lugar.

- Haga copias de los resultados de los análisis de sangre, de los exámenes de diagnóstico por imágenes y de los informes sobre su tipo específico de cáncer. Será útil al buscar una segunda opinión.
- Elija una carpeta que se adapte a sus necesidades. Procure que tenga un bolsillo con cremallera para llevar un bolígrafo, un pequeño calendario y las credenciales del seguro.
- Arme carpetas para los formularios del seguro, la historia clínica y los resultados de las pruebas. Puede hacer lo mismo en su computadora.
- Use los portales para pacientes en internet para ver los resultados de los análisis u otros registros. Descargue o imprima los registros y guárdelos en su carpeta.
- Organícela como le resulte más conveniente. Agregue una sección para tomar notas y escribir preguntas.
- Lleve su carpeta médica a las consultas. ¡Nunca se sabe cuándo puede necesitarla!

Estado de los receptores de hormonas

Las hormonas son sustancias producidas por una glándula del cuerpo. La sangre transporta hormonas por todo el cuerpo. Un receptor es una proteína que se encuentra en el interior o en la superficie de una célula, por ejemplo, una célula cancerosa. Las sustancias como las hormonas se adhieren (unen) a estos receptores. Esto provoca cambios dentro de la célula.

Las hormonas reconocen y se unen a receptores de hormonas específicos.

Existen dos tipos de receptores de hormonas:

- **Estrógeno**: cumple una función en el desarrollo de la mama
- **Progesterona**: cumple una función en el ciclo menstrual y el embarazo

Una vez que estas hormonas se unen a los receptores dentro de las células del cáncer de mama, pueden hacer que el cáncer se extienda. Cuando se detectan, se puede utilizar el tratamiento hormonal para enfocarse en estos receptores.

Inmunohistoquímica

La inmunohistoquímica (IHQ) es un proceso de tinción especial que implica incorporar marcadores químicos a las células. Luego, estas células se estudian con un microscopio. La IHQ puede detectar receptores de estrógeno y progesterona en las células del cáncer de mama. Un anatomopatólogo medirá cuántas células tienen receptores de estrógeno y/o progesterona y la cantidad de receptores dentro de cada célula.

Receptor de hormonas positivo

En el caso de cáncer de mama con receptores de hormonas positivos (HR+), la IHQ detecta receptores de hormonas de estrógeno o progesterona. La mayoría de los cánceres de mama son HR+.

Existen dos tipos de células con HR+:

- Las células cancerosas con **receptor de estrógeno positivo (ER+)** pueden necesitar estrógeno para crecer. Si se realiza un tratamiento para bloquear la producción de estrógeno o la señalización del receptor de estrógeno, es posible que estas células dejen de crecer o mueran.
- Las células cancerosas con **receptor de progesterona positivo (PR+)** necesitan progesterona para crecer.

El cáncer de mama con receptor de hormona positivo se trata con tratamiento hormonal.

Receptor de hormonas negativo

Las células de cáncer de mama con prueba negativa de receptores de hormonas (HR-) no tienen receptores de hormonas de estrógeno o progesterona. Este tipo de cáncer a veces se llama simplemente cáncer con receptor de hormonas negativo. Los cánceres HR- suelen crecer más rápido que los cánceres con receptores de hormonas positivos. Tanto los receptores de estrógeno como los de progesterona deben ser negativos para que el cáncer se considere HR-.

Existen dos tipos de células con HR-:

- Las células cancerosas con **receptor de estrógeno negativo (ER-)** no tienen receptores de estrógeno. Estas células de cáncer no precisan estrógeno para desarrollarse, y continúan creciendo a pesar del tratamiento para bloquear el estrógeno.

- Las células cancerosas con **receptor de progesterona negativo (PR-)** no necesitan progesterona para crecer.

Estado de HER2

El receptor 2 del factor de crecimiento epidérmico humano (HER2) es una proteína que participa en el crecimiento normal de las células. Se encuentra en la superficie de todas las células. Cuando la cantidad es elevada, provoca que las células se desarrollen y se dividan. Algunos cánceres de mama tienen demasiados genes o receptores HER2. Cuando hay demasiados HER2, se denomina HER2-positivo (HER2+). Es posible que también se lo conozca como sobreexpresión o amplificación de HER2.

Existen dos pruebas para HER2:

- La **inmunohistoquímica (IHQ)** mide los receptores. Si la puntuación de IHQ es de 3 o superior, el cáncer es HER2+. Si la puntuación es 0 o 1, se considera que es HER2-. Si la puntuación es 2 o superior, deben realizarse más pruebas.
- La **hibridación *in situ* (ISH)** cuenta la cantidad de copias del gen HER2. Esta prueba se realiza principalmente cuando la puntuación de IHQ no es clara.

Es posible que le realicen más de una prueba de HER2. Las pruebas de HER2 se realizan con una muestra de biopsia del tumor.

Pruebas de biomarcadores

Se puede analizar una muestra de una biopsia del tumor para detectar mutaciones/alteraciones específicas del ADN (ácido desoxirribonucleico), niveles de proteína u otras características moleculares. Esta información se utiliza para elegir el mejor tratamiento para usted. A veces, también se denominan pruebas moleculares o análisis del perfil molecular.

Las pruebas de biomarcadores incluyen pruebas de genes o sus productos (proteínas). Identifica la presencia o ausencia de mutaciones y ciertas proteínas que podrían indicar el tratamiento. Las proteínas se escriben así: BRCA. Los genes se escriben en cursiva de la siguiente manera: *BRCA*. El estado de HER2 y del receptor de hormona son parte de las pruebas de biomarcadores. No todas las pruebas que se enumeran a continuación se realizan para todos los pacientes. El equipo de atención le recomendará los mejores tipos de pruebas de biomarcadores que son importantes para usted.

Marcadores tumorales

Es posible que se analice su sangre o el tejido de la biopsia para detectar proteínas. Estas proteínas se llaman marcadores tumorales. Conocer esta información puede ayudar a planificar el tratamiento. Algunos ejemplos de marcadores tumorales en el cáncer de mama incluyen el antígeno carcinoembrionario (CEA), CA 15-3 y CA 27.29. En caso de aumento en el nivel de ciertos marcadores tumorales, esto puede indicar que el cáncer se ha desarrollado o extendido (ha progresado). Sin embargo, no todas las personas tienen niveles elevados de estos marcadores y los marcadores tumorales por sí solos no son un método confiable para detectar el cáncer de mama.

Prueba de carga mutacional del tumor

Cuando hay 10 o más mutaciones por millón de pares de bases de ADN tumoral, se denomina carga mutacional tumoral alta (TMB-H). La TMB-H se puede utilizar para ayudar a predecir la respuesta al tratamiento del cáncer mediante inhibidores del punto de control inmunitario que se dirigen a las proteínas llamadas proteína de muerte programada 1 (PD-1) y ligando 1 de muerte programada (PD-L1).

Prueba de mutación tumoral

Es posible que se utilice una muestra de sangre o del tumor para ver si las células cancerosas tienen mutaciones específicas del ADN. Esta es una prueba de ADN distinta de las pruebas genéticas para mutaciones que puede haber heredado de sus padres. En las pruebas de mutación tumoral, solo se analiza el tumor y no el resto del cuerpo. Hay tratamientos específicos que se pueden enfocar en ciertas mutaciones, como PIK3CA.

MSI-H/dMMR

Los microsatélites son cadenas cortas y repetidas de ADN. Cuando se producen errores o defectos, se solucionan con proteínas de reparación de desajustes (MMR). Algunos tipos de cáncer impiden que se corrijan estos errores. Esto se denomina inestabilidad de microsatélites (MSI) o reparación de desajustes deficiente (dMMR). Cuando las células cancerosas tienen más de una cantidad normal de microsatélites, se denomina inestabilidad de microsatélites alta (MSI-H). Esto a menudo se debe a los genes dMMR.

Prueba de PD-1 y PD-L1

La proteína de muerte programada 1 (PD-1) y el ligando 1 de muerte programada (PD-L1) son proteínas inmunitarias. Si alguna de estas proteínas se expresa en la superficie de las células cancerosas, puede provocar que las células del sistema inmunitario ignoren a las células cancerosas e inhiban la respuesta inmunitaria antitumoral. Si el cáncer expresa alguna de estas dos proteínas, es posible que reciba un tratamiento que combine quimioterapia y un tratamiento con inhibidores del punto de control. Esto está diseñado para activar al sistema inmunológico a fin de que combata mejor a las células cancerosas.

FISH

La hibridación *in situ* con sondas fluorescentes (FISH) es un método de análisis en el que se utilizan unos tintes especiales llamados sondas que se adhieren a pedazos de ADN, el material genético de las células de una persona.

Inmunohistoquímica

La inmunohistoquímica (IHQ) es un proceso de tinción especial que implica incorporar marcadores químicos a las células cancerosas o a las células del sistema inmunitario. Luego, las células se estudian con un microscopio.

Secuenciación de la próxima generación

La secuenciación de la próxima generación (NGS) es un método de alto rendimiento utilizado para determinar una parte de la secuencia de ADN de una persona. Este método sólo se utilizaría si queda suficiente tejido tumoral después de haber realizado otras pruebas de biomarcadores.

PCR

La reacción en cadena de la polimerasa (PCR) es un proceso de laboratorio que puede producir millones o miles de millones de copias de su ADN (información genética). La PCR es muy sensible. Puede encontrar una célula anormal entre más de 100 000 células normales. Estas copias denominadas productos de PCR podrían utilizarse para la NGS.

Análisis del riesgo genético

Aproximadamente 1 de cada 10 cánceres de mama son hereditarios. Según sus antecedentes familiares u otras características de su cáncer, es posible que el profesional de atención médica le indique pruebas genéticas hereditarias para obtener más información sobre el cáncer que padece. Un asesor genético o proveedor calificado hablará con usted sobre los resultados. Los resultados de las pruebas se pueden utilizar para guiar la planificación del tratamiento.

Las pruebas genéticas se realizan con sangre o saliva (escupir en una taza). El objetivo consiste en buscar mutaciones genéticas heredadas de sus padres biológicos, llamadas mutaciones de la línea germinal. Algunas mutaciones pueden ponerlo en riesgo de tener más de un tipo de cáncer. También puede transmitir estos genes a sus hijos. Además, los familiares pueden ser portadores de estas mutaciones. Informe a su médico si tiene antecedentes familiares de cáncer.

Pruebas de *BRCA*

Todas las personas tienen genes *BRCA*. Los genes *BRCA* normales ayudan a prevenir el desarrollo de los tumores. Colaboran con la reparación de las células dañadas y permiten que las células crezcan de forma normal. Las mutaciones de *BRCA* son genes *BRCA* que no funcionan con normalidad, por lo que se corre el riesgo de desarrollar varios tipos de cáncer. Las mutaciones en *BRCA1* o *BRCA2* aumentan el riesgo de contraer cáncer de mama, ovarios, próstata, colorrectal, páncreas o melanoma. Los genes *BRCA* con mutación también pueden afectar la eficacia de algunos tratamientos.

¿Cuáles son sus antecedentes médicos familiares?

Algunos tipos de cáncer y otras enfermedades son hereditarios, es decir, se relacionan con usted a través de los genes que se trasmiten de padres a hijos. Esta información se llama antecedentes médicos familiares. Puede preguntar a los miembros de su familia sobre problemas de salud como afecciones cardíacas, cáncer y diabetes, y a qué edad se los diagnosticaron. En caso de parientes que hayan muerto, pregunte la causa y la edad en que murieron.

Empiece por sus padres, hermanos e hijos. Luego, hable con sus medio hermanos, tíos, sobrinos, abuelos y nietos.

Escriba todo lo que averigüe sobre sus antecedentes familiares y compártalo con el profesional de atención médica.

Algunas de las preguntas que debe hacer son:

- ¿Tiene alguna enfermedad crónica, como una cardiopatía o diabetes, o problemas de salud como hipertensión arterial o colesterol alto?
- ¿Tuvo alguna otra enfermedad, como cáncer o accidente cerebrovascular?
- ¿Qué edad tenía cuando recibió el diagnóstico de cada una de estas enfermedades y problemas de salud?
- ¿Cuál es la ascendencia de su familia? ¿De qué países proceden sus antepasados?

Detección de angustia

Es normal tener sentimientos fuertes sobre el diagnóstico de cáncer y éstos también pueden cambiar día a día y semana tras semana. Hable con su médico y con aquellas personas con quienes se siente a gusto sobre cómo se siente. Hay servicios y personas que pueden ayudarle. Puede contar con apoyo y asesoramiento. Lidiar con un diagnóstico de cáncer algunas veces puede ser estresante y provocar angustia. Su equipo de atención evaluará su nivel de angustia. Esto es parte de su atención del cáncer.

El malestar emocional es una experiencia desagradable de naturaleza mental, física, social o espiritual. Puede afectar cómo uno se siente, piensa y actúa. El malestar emocional puede incluir sentimientos de tristeza, miedo, impotencia, preocupación, ira y culpa. También puede sufrir depresión, ansiedad y problemas para dormir.

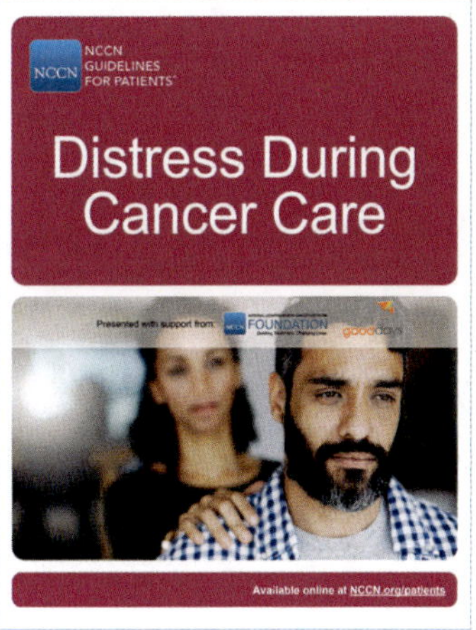

Consulte más información en *NCCN Guidelines for Patients: Malestar emocional durante el tratamiento del cáncer*, disponible en NCCN.org/patientguidelines.

Estado funcional

El estado funcional (PS) es el nivel general de aptitud física de una persona y su capacidad para realizar tareas de la vida diaria. Su estado de salud general se calificará mediante una escala de estado funcional llamada ECOG (Eastern Cooperative Oncology Group) o KPS (Karnofsky Performance Status). El estado funcional puede ayudar a determinar su capacidad para tolerar tratamientos como la cirugía o la quimioterapia.

Estado funcional según la escala ECOG

La puntuación del estado funcional (PS) según la escala ECOG varía de 0 a 4.

- PS 0 significa usted está plenamente activa.
- PS 1 significa que aún es capaz de realizar actividades de intensidad leve a moderada.
- PS 2 significa que aún puede cuidar de sí misma, pero no está activa.
- PS 3 significa que más de la mitad del tiempo debe permanecer sentada o acostada.
- PS 4 significa que requiere que una persona cuide de usted y debe permanecer sentada o acostada.

En el cáncer de mama, el estado funcional podría calificarse como bueno o malo. Por lo general, un buen estado funcional equivale a PS 0 o PS 1.

Estado funcional según la escala Karnofsky

La puntuación del estado funcional (PS) según la escala Karnofski (KPS) oscila entre el 0 y el 100.

- 10 a 40 significa que usted no puede cuidar de sí mismo sin la ayuda de otros.
- 50 a 70 significa que usted no puede trabajar y necesita algo de ayuda para cuidarse.
- 80 a 100 significa que usted es completamente independiente y puede llevar a cabo las tareas de la vida diaria.

Puntos clave

- Las pruebas se utilizan para detectar el cáncer, planificar el tratamiento y comprobar qué tan bien funciona el tratamiento.
- Se le realizará un examen físico, incluido un examen de mama, para ver si hay algo que parezca anormal.
- El tratamiento puede afectar su fertilidad, la capacidad para tener hijos.
- Los análisis de sangre comprueban si hay signos de la enfermedad y el funcionamiento de los órganos.
- En los estudios de diagnóstico por imágenes, se toman fotografías del interior del cuerpo.
- Una mamografía de diagnóstico bilateral incluye imágenes detalladas de ambas mamas. Es diferente a una mamografía de detección.
- Durante una biopsia, se extraen muestras de tejido o líquidos para analizar. Las muestras se necesitan para confirmar la presencia de cáncer y realizar pruebas en células cancerosas.
- Se analizará una muestra de la biopsia de su tumor para determinar el estado del receptor de estrógeno (ER), el estado del receptor de progesterona (PR), el estado de HER2 y el grado (histología). Esto puede indicarles a los médicos tanto el comportamiento de su cáncer como los tratamientos a los que puede responder.
- Aproximadamente 1 de cada 10 cánceres de mama son hereditarios. Según sus antecedentes familiares u otras características de su cáncer, es posible que le indiquen que hable con un asesor genético y que posiblemente deba someterse a pruebas genéticas.
- Los portales en línea son una excelente manera de acceder a los resultados de sus estudios.

Las pruebas llevan tiempo. Los resultados de las pruebas pueden tardar días o semanas en llegar.

3
Estadificación del cáncer de mama

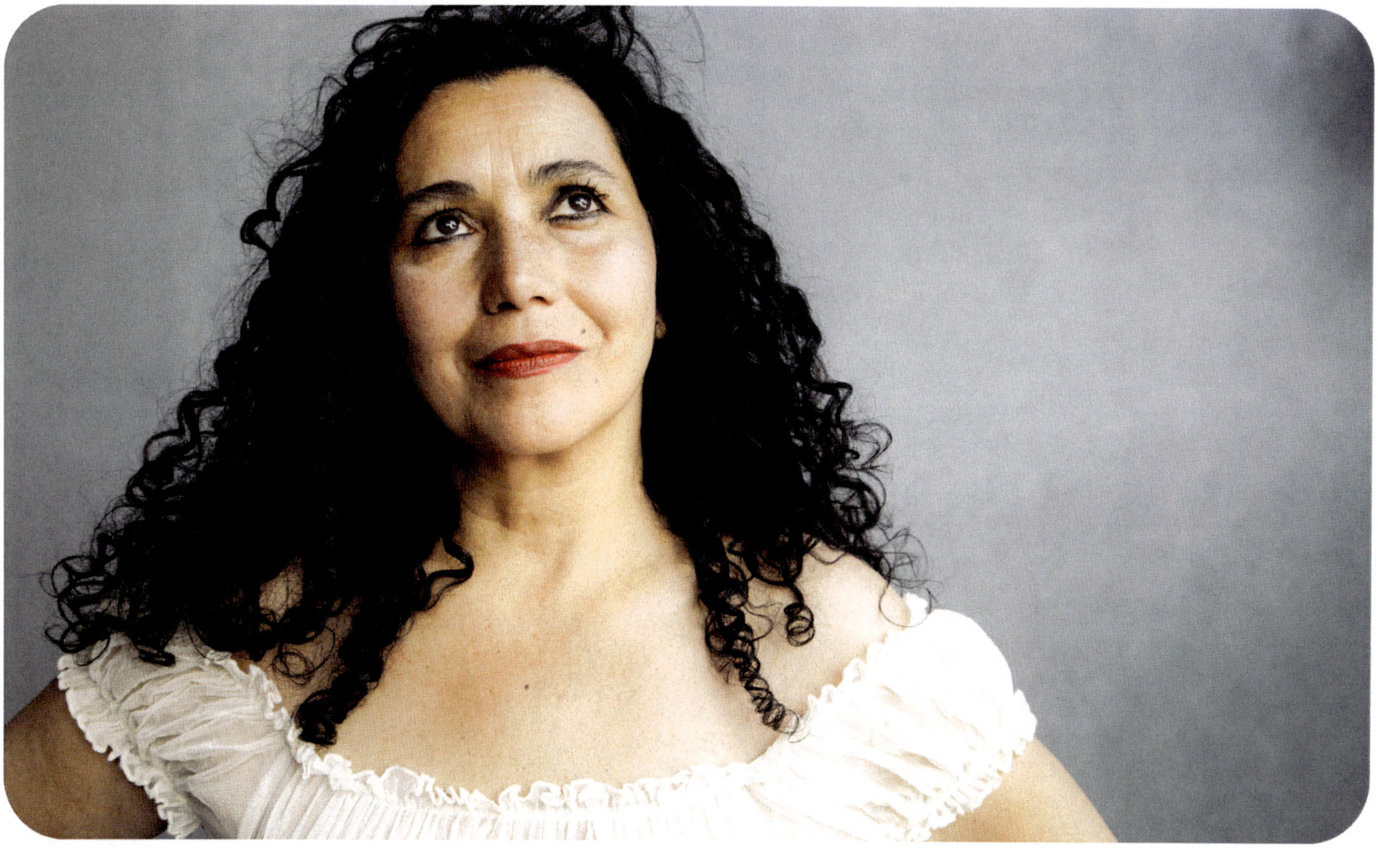

La estadificación del cáncer sirve para tomar decisiones acerca del tratamiento. Describe el tamaño y la ubicación del tumor y si el cáncer se extendió a los ganglios linfáticos o a otros órganos o partes del cuerpo. En este capítulo se explican los estadios del cáncer de mama invasivo.

Descripción general

La estadificación del cáncer de mama a menudo se realiza en dos oportunidades: antes y después de la cirugía. La estadificación después de la cirugía proporciona datos más específicos sobre el tamaño del cáncer y el estado de los ganglios linfáticos.

- El **estadio clínico (c)** es la calificación otorgada antes del tratamiento. Se basa en un examen físico, biopsia y estudios de diagnóstico por imágenes. Por ejemplo, puede calificarse como cN2 o cM1.
- La **estadificación anatomopatológica (p)** o quirúrgica se determina al examinar el tejido extraído durante la cirugía. Por ejemplo, puede calificarse como pN2. Si se le administra tratamiento farmacológico antes de la cirugía, entonces la calificación sería similar a ypT3.

El estadio del cáncer es una forma de describir la extensión del cáncer en el momento en que se diagnostica por primera vez. El American Joint Committee on Cancer (AJCC) creó un sistema de estadificación para determinar el nivel de cáncer en el cuerpo, dónde se encuentra y de qué subtipo es. Este procedimiento se llama estadificación. Según los estudios, a su cáncer se le asignará un estadio. La estadificación ayuda a predecir el pronóstico y a tomar decisiones sobre el tratamiento. El sistema creado por el AJCC es solo un tipo de sistema de estadificación.

La estadificación se basa en una combinación de información para llegar a un estadio final numerado. A menudo no se dispone de toda la información en la evaluación inicial. Se puede recopilar más información a medida que comienza el tratamiento. Es posible que los médicos expliquen el estadio del cáncer de maneras diferentes a las que se describen a continuación.

Información que se recaba durante la estadificación:

- **La extensión (el tamaño) del tumor (T)**: ¿Qué tan grande es el cáncer? ¿Se ha extendido a zonas cercanas?
- **La extensión a los ganglios linfáticos cercanos (N)**: ¿El cáncer se ha esparcido a los ganglios linfáticos cercanos? En caso afirmativo, ¿a cuántos? ¿Dónde?
- **La extensión (metástasis) hacia zonas alejadas (M)**: ¿El cáncer se ha esparcido a órganos distantes, como los pulmones o el hígado?
- **Estado de receptores de estrógeno (ER):** ¿El cáncer tiene la proteína llamada receptor de estrógeno?
- **Estado de receptores de progesterona (PR)**: ¿El cáncer tiene la proteína llamada receptor de progesterona?
- **Estado del receptor 2 del factor de crecimiento epidérmico humano (HER2)**: ¿El cáncer genera demasiada cantidad de una proteína llamada HER2?
- **Grado del cáncer (G)**: ¿Cuánto se parecen las células cancerosas a las células normales?

Clasificación TNM

El sistema TNM (tumor, ganglio y metástasis) se usa para estadificar el cáncer de mama. En este sistema, las letras T, N y M describen una ubicación diferente del crecimiento del cáncer. Según los resultados de los estudios, su médico asignará una puntuación o un número a cada letra. Cuanto más alto el número, más grande será el tumor o mayor será la extensión del cáncer. Estas puntuaciones se combinarán para asignar un estadio al cáncer. Un ejemplo del sistema TNM se vería así: T1N0M0 o T1, N0, M0.

- **T (tumor)**: profundidad y extensión de los tumores principales (primarios) en una o ambas mamas
- **N (ganglio)**: si el cáncer se ha extendido a los ganglios linfáticos cercanos (regional).
- **M (metástasis)**: si el cáncer se ha extendido a partes distantes del cuerpo o hizo metástasis.

Grado

El grado describe qué tan anormales se ven las células tumorales bajo un microscopio (llamado histología). Los cánceres de alto grado tienden a crecer y extenderse más rápido que los cánceres de bajo grado. GX significa que no se puede determinar el grado, seguido de G1, G2 y G3. G3 es el grado más alto para el cáncer de mama. Un tumor de bajo grado tiene un menor riesgo de recurrencia. Un tumor de alto grado tiene un mayor riesgo de recurrencia (reaparición del cáncer).

- **GX**: no se puede determinar el grado
- **G1**: bajo grado
- **G2**: grado intermedio
- **G3**: alto grado

Estadios numerados

Los estadios numerados se basan en la clasificación de TNM. Los estadios van del estadio 0 al estadio 4, que es el más avanzado. Los médicos indican estos estadios como estadio I, estadio II, estadio III y estadio IV. Por ejemplo, el carcinoma ductal *in situ* (DCIS) es de estadio 0 o Tis, N0, M0.

El estadio 0 es no invasivo

El cáncer de mama no invasivo se clasifica en estadio 0. El DCIS se encuentra solo en los conductos (Tis). No se extendió al tejido mamario circundante, los ganglios linfáticos (N0) o sitios distantes (M0).

Consulte más información sobre el DCIS en *NCCN Guidelines for Patients: Cáncer de mama – Carcinoma ductal in situ,* disponible en nccn.org/patientguidelines.

Los estadios 1, 2 y 3 son invasivos

El cáncer de mama invasivo se clasifica en estadio 1, 2 o 3. Se ha desarrollado fuera de los conductos, los lóbulos o el tejido mamario. Este cáncer puede encontrarse en los ganglios linfáticos axilares.

El estadio 4 es metastásico

En el cáncer de mama en estadio 4, el cáncer se extendió a sitios distantes (M1), pero también se puede encontrar en los ganglios linfáticos axilares. Es posible que su primer diagnóstico sea de cáncer de mama metastásico de estadio 4 (llamado *de novo*), o este puede desarrollarse a partir de estadios anteriores.

Consulte más información sobre cáncer de mama metastásico en *NCCN Guidelines for Patients: Cáncer de mama – metastásico* disponible en nccn.org/patientguidelines.

Estadios

La estadificación del cáncer de mama invasivo es compleja. Tiene en cuenta lo que se puede sentir durante un examen físico, lo que se puede ver en los estudios de diagnóstico por imágenes y lo que se encuentra durante una biopsia o cirugía. Guarde copias de sus informes de patología. El informe anatomopatológico puede incluir muchas abreviaturas como pN0(mol+), ypT2 o cN3. Su médico puede ayudarla a explicar lo que significan.

La siguiente sección describe la estadificación clínica general del cáncer de mama invasivo. Puede encontrar estos estadios en la Guía 2.

T = Tumor

El tamaño del tumor primario se puede medir en centímetros (cm) o milímetros (mm). Una pulgada equivale a 2,54 cm. Un guisante grande mide 1 cm (10 mm). Una pelota de golf mide 4 cm (40 mm). Una micrometástasis tumoral es una célula cancerosa muy pequeña que mide menos de 1 mm. Podría escribirse como T1mi. Ipsilateral significa en el mismo lado del cuerpo.

- El **tumor T1** tumor mide 2 cm (20 mm) o menos
  - El **tumor T1mi** es una micrometástasis de 1 mm o menos
  - El **tumor T1a** mide de 1,1 mm a 5 mm
  - El **tumor T1b** mide de 5,1 mm a 10 mm
  - El **tumor T1c** mide de 10,1 mm a 20 mm
- El **tumor T2** mide de 2,1 cm a 5 cm
- El **tumor T3** mide más de 5 cm
- El **tumor T4** es de cualquier tamaño y ha invadido estructuras cercanas como la pared torácica y la piel de la mama
- Carcinoma inflamatorio **T4d**

Estadificación clínica

Estadificación clínica de los ganglios linfáticos antes de la cirugía

- **El cáncer está en los ganglios axilares**
- **El cáncer está en los ganglios mamarios internos**
- **El cáncer está en los ganglios infraclaviculares**
- **El cáncer está en los ganglios supraclaviculares**

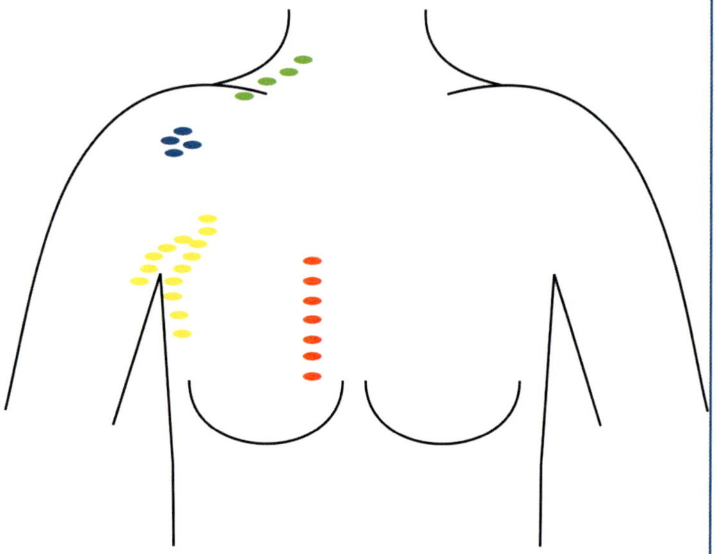

N = Ganglios linfáticos regionales

En todo el cuerpo hay cientos de ganglios linfáticos. Funcionan como filtros para ayudar a combatir las infecciones y eliminar las sustancias nocivas del cuerpo. Los ganglios linfáticos regionales son aquellos que se encuentran cerca del tumor en la mama. Si el cáncer de mama se extiende, a menudo se dirige primero a los ganglios linfáticos cercanos que se encuentran debajo del brazo. También se puede extender a los ganglios linfáticos que se encuentran cerca de la clavícula o cerca del esternón. Saber si el cáncer se ha extendido a los ganglios linfáticos ayuda a los médicos a encontrar la mejor manera de tratarlo.

- **N0** significa que no hay cáncer en los ganglios linfáticos regionales. Puede haber células tumorales aisladas (ITC). Se trata de grupos de células malignas de un tamaño no superior a 0,2 mm.
- **N1mi** significa que hay micrometástasis (aproximadamente 200 células de más de 0,2 mm, pero ninguna mayor a 2,0 mm) en los ganglios linfáticos.
- **N1, N2, N3** significa que hay metástasis en los ganglios linfáticos regionales. Cuanto mayor es el número, más ganglios linfáticos tienen metástasis.

M = Metástasis

El cáncer que se ha extendido a partes distantes del cuerpo se muestra como M1. Esto es cáncer de mama metastásico (MBC). Los sitios más comunes para la metástasis son el hueso y el pulmón.

- **M0** significa que no hay metástasis a distancia conocida.
- **M1** significa que hay metástasis a distancia. Esto es cáncer de mama metastásico.

Guía 2
Cáncer de mama invasivo: Estadio 1A a 3C

Estadio 0	• Tis, N0, M0 carcinoma ductal *in situ* (DCIS)
Estadio 1A	• T1, N0, M0
Estadio 1B	• T0, N1mi, M0 • T1, N1mi, M0
Estadio 2A	• T0, N1, M0 • T1, N1, M0 • T2, N0, M0
Estadio 2B	• T2, N1, M0 • T3, N0, M0
Estadio 3A	• T0, N2, M0 • T1, N2, M0 • T2, N2, M0 • T3, N1, M0 • T3, N2, M0
Estadio 3B	• T4, N0, M0 • T4, N1, M0 • T4, N2, M0
Estadio 3C	• Cualquier T, N3, M0
Estadio 4	• Cualquier T, cualquier N, M1 cáncer de mama metastásico (MBC)

Puntos clave

- La estadificación sirve para tomar decisiones acerca del tratamiento.
- Los médicos clasifican la extensión del cáncer de mama en el cuerpo usando el sistema TNM (tumor, ganglio y metástasis).
- La estadificación del cáncer de mama a menudo se realiza en dos oportunidades: antes y después de la cirugía.
- El estadio clínico (c) es la calificación otorgada antes del tratamiento. Se escribe como cTNM.
- El estadio anatomopatológico (p) se basa en los resultados del tejido que se extirpó durante la cirugía. Se escribe como pTNM.
- El grado describe qué tan anormales se ven las células tumorales bajo un microscopio (llamado histología).
- Los ganglios linfáticos regionales se encuentran cerca de la mama.
- Es posible que los médicos expliquen el estadio del cáncer de maneras diferentes para que sean menos confusas.

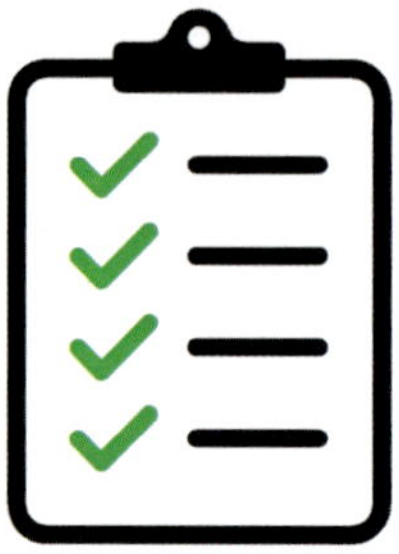

¡Nos interesan sus comentarios!

Nuestro objetivo es brindar información útil y fácil de entender sobre el cáncer.

Complete nuestra encuesta para hacernos saber lo que hemos hecho bien y lo que podríamos hacer mejor:

NCCN.org/patients/feedback

4

Resumen del tratamiento

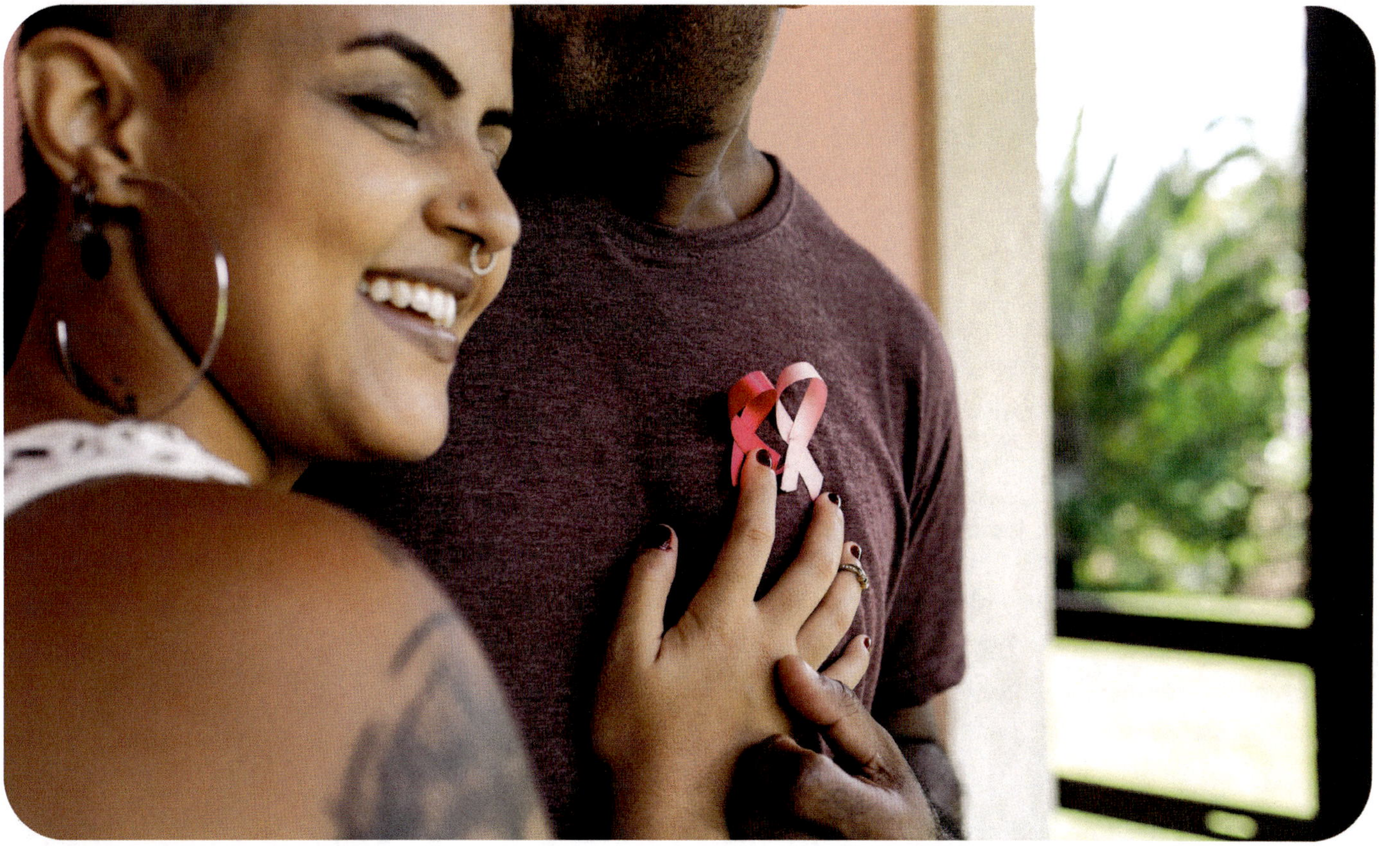

Hay más de un tratamiento para el cáncer de mama invasivo. En este capítulo, se describen las opciones de tratamiento y qué esperar. Juntos, usted y su médico elegirán el plan de tratamiento que sea mejor para usted.

Equipo de atención

El tratamiento del cáncer de mama requiere un abordaje en equipo. Las decisiones sobre el tratamiento deben estar a cargo de un equipo multidisciplinario (MDT). Un equipo multidisciplinario es un equipo de médicos, trabajadores de la salud y asistentes sociales de diferentes entornos profesionales que tengan conocimiento y experiencia sobre su tipo de cáncer. Este equipo debe reunirse para planificar e implementar su tratamiento. Pregunte quién coordinará su atención.

Algunos integrantes de su equipo de atención lo acompañarán durante todo el tratamiento del cáncer, en tanto otros estarán presentes durante ciertos momentos. Conozca a su equipo de atención y ayúdelos para que lo conozcan a usted.

Dependiendo de su diagnóstico, su equipo puede incluir los siguientes especialistas:

- Un **anatomopatólogo** analiza las células, los tejidos y los órganos extraídos durante una biopsia o cirugía y aporta un diagnóstico de cáncer, estadificación e información sobre las pruebas de biomarcadores.
- El **radiólogo especializado en diagnóstico** interpreta los resultados de las mamografías, IRM y otros estudios de diagnóstico por imágenes.
- El **radiólogo intervencionista** realiza biopsias con aguja y coloca vías para los tratamientos.
- El **cirujano oncólogo** realiza operaciones para extirpar el cáncer.
- El **cirujano plástico** se ocupa de la reconstrucción mamaria, si así lo desean quienes se han sometido a una mastectomía.
- El **médico oncólogo** trata el cáncer en adultos usando tratamiento sistémico, como tratamiento hormonal y tratamiento dirigido.
- El **radiooncólogo** prescribe y planifica la radioterapia para tratar el cáncer.
- El **anestesiólogo** administra la anestesia, un medicamento para que no sienta dolor durante las operaciones o procedimientos.
- Los **residentes y becarios** son médicos que continúan su formación, en algunos casos, para convertirse en especialistas en un determinado campo de la medicina.
- Los **enfermeros practicantes y asociados médicos** son profesionales de atención médica que trabajan junto con los médicos y otros miembros del equipo médico. Algunas de sus visitas a la clínica pueden estar a cargo de un enfermero practicante o de un asociado médico.
- Los **enfermeros oncológicos** brindan atención práctica, como el tratamiento sistémico, administran la atención, responden preguntas y lo ayudan a sobrellevar los efectos secundarios. A veces, a estos expertos se les llama enfermeros coordinadores.
- Los **farmacéuticos oncológicos** proporcionan los medicamentos que se usan para tratar el cáncer y para controlar los síntomas y los efectos secundarios.
- Los **enfermeros, proveedores de práctica avanzada y médicos de cuidados paliativos** proporcionan un nivel adicional de asistencia para ayudarlo con sus síntomas relacionados con el cáncer.

- Los **nutricionistas y dietistas** pueden ofrecer orientación sobre los alimentos que son más adecuados para su enfermedad.
- El **terapeuta ocupacional** ayuda a las personas con las tareas de la vida diaria.
- El **fisioterapeuta** ayuda a las personas a moverse con mayor comodidad y facilidad.
- El **terapeuta certificado para linfedema** da un tipo de masaje llamado drenaje linfático manual.
- Los **psicólogos y psiquiatras** son expertos en salud mental que pueden ayudarlo a tratar problemas tales como depresión, ansiedad u otros problemas relacionados con la salud mental que pueden afectar cómo se siente.
- Los **asistentes sociales** ayudan a las personas a resolver y hacer frente a los problemas de la vida diaria. Los asistentes sociales clínicos también diagnostican y tratan problemas mentales, conductuales y emocionales. En algunos centros oncológicos, el asistente social es quien se ocupa de manejar la ansiedad que se siente cuando las personas reciben un diagnóstico de cáncer.
- El **equipo de investigación** ayuda a recopilar datos de investigación y a coordinar la atención si está participando en un ensayo clínico.

Su bienestar físico, mental y emocional es importante. Usted se conoce a sí mismo mejor que nadie. Ayude a otros miembros del equipo a comprender lo siguiente:

- Cómo se siente
- Qué necesita
- Qué funciona y qué no

Tenga a mano una lista de nombres e información de contacto de cada miembro de su equipo. Esto hará que sea más fácil para usted y cualquier persona involucrada en su cuidado saber a quién contactar si tiene preguntas o inquietudes.

Si fuma o vapea

Si fuma tabaco o usa cigarrillos electrónicos, es muy importante que deje de hacerlo. Fumar puede limitar los efectos del tratamiento. Fumar aumenta en gran medida las posibilidades de tener efectos secundarios durante y después de la cirugía, incluida la reconstrucción mamaria. También aumenta las posibilidades de desarrollar otros cánceres.

La nicotina es la sustancia química que se encuentra en el tabaco y que hace que quiera seguir fumando. La abstinencia de la nicotina es un reto para la mayoría de los fumadores. El estrés de tener cáncer puede dificultar aún más el dejar de fumar. Si fuma, pregunte a su médico sobre asistencia psicológica y medicamentos para ayudarlo a dejar de fumar.

Para obtener ayuda en línea, consulte estos sitios web:

- SmokeFree.gov
- BeTobaccoFree.gov
- CDC.gov/tabaco

Descripción general

El cáncer de mama invasivo es tratable. El tratamiento puede ser local, sistémico o generalmente una combinación de ambos. Es importante hablar periódicamente con el médico sobre los objetivos y el plan de tratamiento.

Hay dos tipos de tratamiento:

- El **tratamiento local** se centra en la mama y el área de los ganglios linfáticos. Incluye cirugía, ablación y radioterapia.
- El **tratamiento sistémico** actúa en todo el cuerpo. Incluye el tratamiento hormonal, la quimioterapia y el tratamiento dirigido.

Existen muchas opciones de tratamiento. Sin embargo, no todas las personas responderán al tratamiento de la misma manera. Algunas personas pueden mejorar más de lo esperado. Otras, todo lo contrario. Muchos factores desempeñan una función en la forma en que usted responderá al tratamiento.

Control de la natalidad durante el tratamiento

Si queda embarazada durante la quimioterapia, la radioterapia, el tratamiento hormonal u otros tipos de tratamiento sistémico, pueden producirse defectos congénitos graves. Si tuvo períodos menstruales antes de comenzar la quimioterapia, utilice métodos de control de la natalidad sin hormonas. Los condones son una opción. La "píldora" u otros tipos de anticonceptivos hormonales generalmente no se recomiendan, especialmente en cánceres con receptores de hormonas positivos. Hable con su médico sobre la prevención del embarazo durante el tratamiento del cáncer de mama.

Aquellas personas que deseen quedar embarazadas en el futuro deberían consultar con un especialista en fertilidad para conversar acerca de las opciones disponibles antes de iniciar la quimioterapia y/o el tratamiento hormonal.

Cirugía

La cirugía es una operación o procedimiento para extirpar el cáncer del cuerpo. La cirugía es el tratamiento principal o primario para el cáncer de mama invasivo. Esta es solo una parte del plan de tratamiento. La terapia sistémica o la radioterapia se pueden usar antes de la cirugía para reducir el tamaño del tumor o reducir la cantidad de cáncer (lo que se denomina carga del cáncer).

- El **prequirúrgico** es el tratamiento previo a la cirugía. También se llama tratamiento neoadyuvante.
- El **postquirúrgico** es el tratamiento posterior a la cirugía. Se llama también tratamiento adyuvante.

Al prepararse para la cirugía, busque la opinión de un cirujano experimentado. El cirujano debe ser experto en el tipo de cirugía al que se someta. Los hospitales que hacen muchas cirugías a menudo tienen mejores resultados. Puede pedir que lo deriven a un hospital o centro oncológico que tenga experiencia en el tratamiento de su tipo de cáncer.

La remoción del cáncer mediante cirugía puede llevarse a cabo de diferentes maneras, según las circunstancias específicas, como el tamaño y la ubicación del tumor y si hay cáncer en algún órgano o tejido circundante.

La cirugía puede consistir en una tumorectomía o una mastectomía. Se basa en la forma más segura y mejor de eliminar el cáncer. Si está considerando la reconstrucción mamaria, la cirugía requiere colaboración entre un cirujano especialista en mamas y un cirujano plástico. La cirugía suele incluir la extracción de algunos ganglios linfáticos.

Objetivo de la cirugía

El objetivo de la cirugía o resección del tumor es eliminar todo el cáncer y obtener tejido para la estadificación anatomopatológica. A tal efecto, se extirpa el tumor junto con el tejido de aspecto normal que se encuentre alrededor del borde llamado margen quirúrgico. El margen quirúrgico puede tener un aspecto normal, pero es posible que se encuentren células cancerosas cuando un patólogo las observa al microscopio. Si no se encuentran células cancerosas en el tejido alrededor del borde del tumor, hay un margen claro o negativo (R0). Si hay un margen positivo, las células cancerosas se encuentran en el tejido de aspecto normal alrededor del tumor. También se revisan los ganglios linfáticos, ya sea con una biopsia del ganglio linfático centinela o con una linfadenectomía axilar.

Márgenes quirúrgicos

El objetivo de la cirugía es que el margen quirúrgico esté libre de cáncer. Después de la cirugía, es probable que reciba tratamiento sistémico y/o radioterapia para eliminar cualquier célula cancerosa que quede en el área.

- **En un margen claro o negativo (R0)**, no hay células cancerosas en el tejido alrededor del borde del tumor.
- **En un margen positivo R1,** el cirujano extirpa todo el tumor visible, pero los márgenes microscópicos siguen siendo positivos para células tumorales. A pesar de los esfuerzos, esto puede ocurrir.
- **En un margen positivo R2,** el cirujano no puede extirpar todo el tumor visible o hay enfermedad metastásica.

El margen negativo (R0) es el mejor resultado. Su cirujano buscará detenidamente el cáncer no sólo a lo largo del margen quirúrgico, sino también en otras zonas cercanas. A pesar de los esfuerzos, no siempre es posible encontrar todo el cáncer. A veces, los cirujanos no pueden extirpar el tumor de forma segura con un margen libre de cáncer.

Es posible que deba someterse a más de una cirugía. También es posible que le coloquen un drenaje en la herida para evitar que se acumule líquido en el cuerpo después de la cirugía. Estos drenajes suelen retirarse unos días después de la cirugía.

Tumorectomía

La tumorectomía es la extirpación del tumor o células anormales en la mama. También se denomina tratamiento conservador de la mama o cirugía conservadora de la mama. En una tumorectomía, solo se extirpará el tumor con un área de tejido normal. No se hace nada en el resto de la mama. Se extrae tejido adicional alrededor del tumor para generar un área libre de cáncer. Esta área libre de cáncer se llama margen quirúrgico. Tener un margen quirúrgico disminuirá la probabilidad de que el cáncer reaparezca en esa área de la mama. Es posible que le hagan más de una cirugía para asegurarse de que se extirpó todo el cáncer.

Es posible que la mama no se vea igual después de una tumorectomía. Hable con su médico sobre cómo una tumorectomía podría afectar el aspecto y la forma de su mama y por cualquier inquietud que tenga. Algunas opciones de reconstrucción, como el desplazamiento de volumen, podrían estar disponibles.

Mastectomía

En una mastectomía, se extirpa todo el tejido mamario que hay debajo de la piel. También se pueden extirpar el pezón, los ganglios linfáticos y el músculo. Antes de extirpar la mama, el cirujano puede realizar una biopsia de ganglio linfático centinela (SLNB). Los ganglios linfáticos centinela son los primeros ganglios a los que es probable que las células cancerosas se hayan extendido desde el tumor principal.

Los tipos de mastectomía son:

- La **mastectomía total** o mastectomía simple es una cirugía en la que se extirpa toda la mama con un cierre plano. No se extirpa el músculo torácico.
- En una **mastectomía con preservación de la piel** se extirpa la mama, pero no toda la piel, con el fin de poder hacer una reconstrucción mamaria con colgajos y/o implantes.
- La **mastectomía conservadora de pezones** también preserva el complejo areola-pezón (NAC). No todas las personas son candidatas a una mastectomía conservadora de pezones.

La reconstrucción mamaria es una opción después de una mastectomía. Se puede realizar al mismo tiempo que la mastectomía ("reconstrucción inmediata") o en algún momento después de la finalización del tratamiento del cáncer ("reconstrucción tardía"). La reconstrucción mamaria a menudo se realiza por etapas.

Biopsia del ganglio linfático centinela

Los ganglios linfáticos centinela (SLN) son los primeros ganglios linfáticos al que las células cancerosas tienen más probabilidades de extenderse desde un tumor primario. A veces, sólo hay un ganglio linfático centinela, pero normalmente hay más de uno. Se realiza una biopsia del ganglio linfático centinela (SLNB o SNB) durante la cirugía, como una mastectomía o tumorectomía, para determinar si alguna célula cancerosa se desplazó hacia los ganglios linfáticos. Los ganglios linfáticos extirpados se denominan ganglios centinela. Pueden o no contener células cancerosas. El hecho de que se extirpen estos ganglios no quiere decir que sean positivos.

Para encontrar los ganglios linfáticos centinela, se inyecta un material radiactivo y otros colorantes en la mama que circulan a través del sistema linfático de la mama a los ganglios linfáticos. Esto ayuda al cirujano a encontrar los ganglios linfáticos centinela entre los otros ganglios. Una vez que se encuentran los ganglios, se extirpan y se someten al análisis de un anatomopatólogo. Si hay cáncer, es posible que deban extirparse todos los ganglios linfáticos. Esto se llama linfadenectomía axilar.

Linfadenectomía axilar

Una linfadenectomía axilar (ALND) es una cirugía para extirpar todos los ganglios linfáticos axilares. Se realiza después de que una biopsia del ganglio linfático axilar o una biopsia del ganglio linfático centinela muestre que hay cáncer en los ganglios linfáticos (llamado ganglio positivo). Luego, en una linfadenectomía axilar se extirpará cualquier otro ganglio linfático que contenga cáncer. La extirpación de los ganglios linfáticos puede provocar linfedema y otros problemas de salud.

Si se extirpan los ganglios axilares junto con la mama, el procedimiento se denomina mastectomía radical modificada.

Hay tres niveles de ganglios linfáticos axilares:

- **Nivel I**: ganglios ubicados debajo del borde inferior del músculo torácico
- **Nivel II**: ganglios ubicados debajo del músculo torácico
- **Nivel III**: ganglios ubicados por encima del músculo torácico y cerca de la clavícula

En una linfadenectomía axilar generalmente se extirpan los ganglios linfáticos axilares de nivel I y II. Para más información sobre el momento en que deben hacerse las biopsias, hable con su equipo de atención.

Linfadenectomía

Hay dos tipos de cirugías para extirpar los ganglios linfáticos. La biopsia de ganglio linfático centinela detecta y extirpa los ganglios linfáticos donde se extendió por primera vez el cáncer de mama. En la linfadenectomía axilar se remueven los ganglios linfáticos de los niveles I y II.

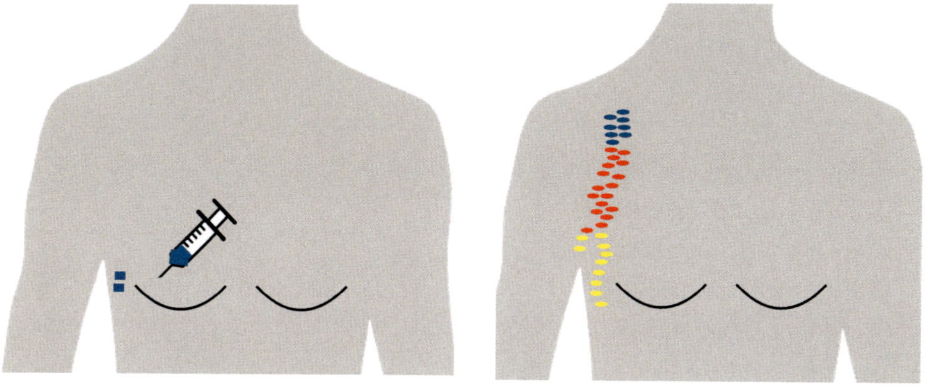

Biopsia del ganglio linfático centinela — **Biopsia de ganglio linfático axilar**

Ganglios centinela · **Nivel I** · **Nivel II** · **Nivel III**

Mastectomía total (simple)

La línea punteada muestra el lugar donde se extirpa toda la mama. También se pueden extirpar algunos ganglios linfáticos de la axila

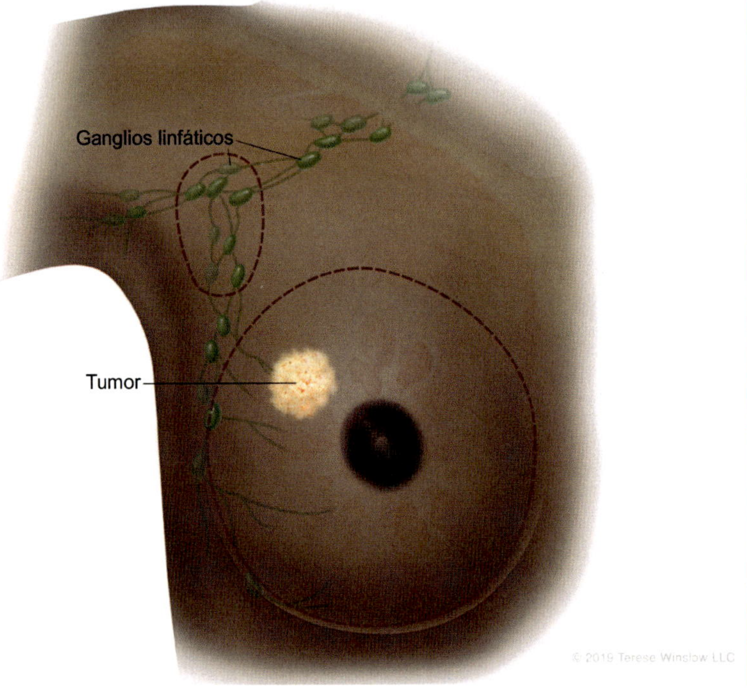

Mastectomía radical modificada

La línea punteada muestra dónde se extirpa toda la mama y algunos ganglios linfáticos. También se puede extirpar parte del músculo de la pared torácica.

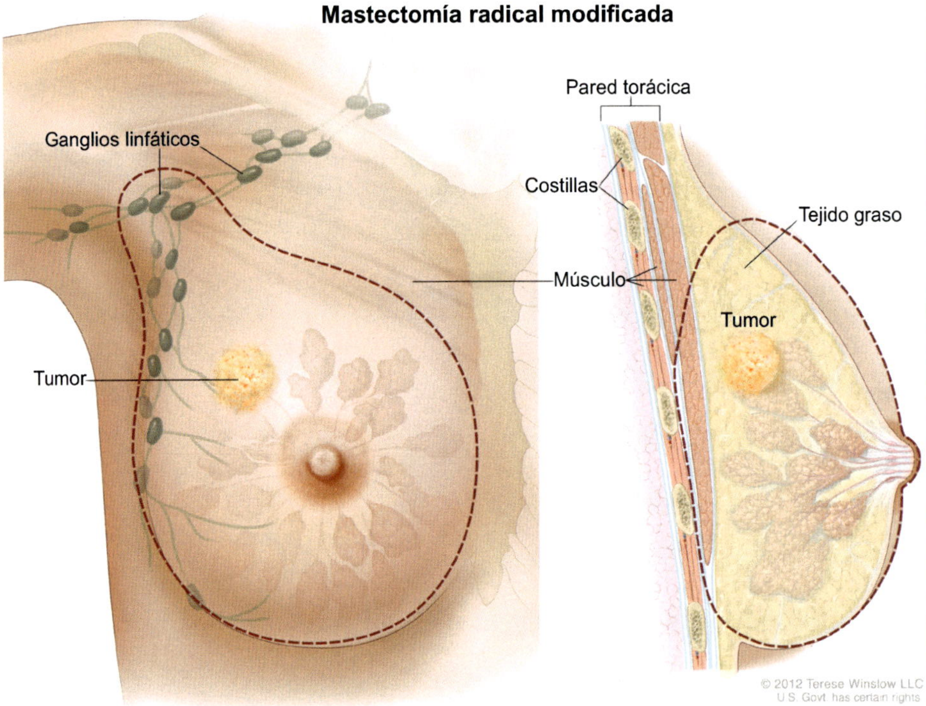

Radioterapia

La radioterapia (RT) utiliza radiación de alta energía de rayos X, fotones, protones, electrones y otras fuentes para destruir las células cancerosas y reducir los tumores. Se administra durante un período específico. La radioterapia se puede administrar sola o antes o después de la cirugía para tratar o ralentizar el desarrollo del cáncer. Algunas veces, la radiación se administra con ciertos tratamientos sistémicos. Puede usarse como tratamiento complementario para ayudar a aliviar la molestia o el dolor provocado por el cáncer.

Tipos de radioterapia:

- La **radioterapia de toda la mama (WBRT)** se utiliza para tratar toda la mama. Algunas veces, se pueden administrar tratamientos adicionales en el área del tumor. Esto se llama refuerzo.
- La **radioterapia parcial acelerada de la mama (APBI)** se utiliza para tratar solamente el área donde se extirpó el tumor.
- La **radioterapia de los ganglios linfáticos** se utiliza para tratar el área de los ganglios linfáticos. Se llama también radiación ganglionar regional (RNI).

Se puede administrar radiación a la mama y a la pared torácica, a la región infraclavicular (por debajo de la clavícula), al área supraclavicular (por encima de la clavícula), a los ganglios linfáticos que se encuentran dentro de la mama (intramamarios) o al lecho axilar (axila).

Radioterapia

La radioterapia utiliza radiación de alta energía de rayos X, rayos gamma, protones y otras fuentes para destruir las células cancerosas y reducir los tumores. Se usa también para tratar el dolor provocado por el cáncer.

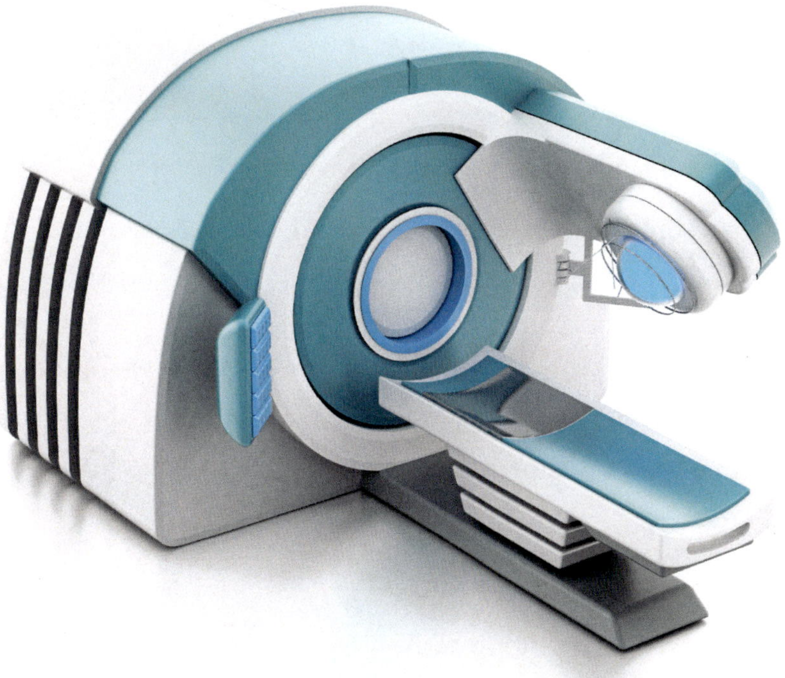

Quimioterapia

La quimioterapia mata a las células de rápido crecimiento en todo el cuerpo, tanto las cancerosas como algunas de las normales. Se puede usar más de una quimioterapia para tratar el cáncer de mama invasivo. Cuando se usa solo un fármaco, se lo denomina agente único. El régimen combinado o con múltiples agentes utiliza dos o más medicamentos de quimioterapia.

Algunos medicamentos de quimioterapia son líquidos que se infunden en una vena o se inyectan debajo de la piel con una aguja. Otros medicamentos de quimioterapia se pueden administrar como una píldora que se ingiere.

Algunos ejemplos de medicamentos de quimioterapia son:

- Capecitabina (Xeloda)
- Carboplatino
- Cisplatino (Platinol)
- Ciclofosfamida
- Docetaxel (Taxotere)
- Doxorrubicina (Adriamicina, Rubex)
- Doxorrubicina liposomal inyectable (Doxil)
- Epirubicina (Ellence)
- Eribulina (Halaven)
- Fluorouracilo
- Gemcitabina (Gemzar, Infugem)
- Metotrexato
- Ixabepilona (Ixempra Kit)
- Paclitaxel (Taxol, Abraxane)
- Vinorelbina (Navelbine)

La doxorrubicina, la doxorrubicina liposomal inyectable (Doxil) y la epirubicina (Ellence) también se denominan antraciclinas.

El docetaxel, paclitaxel y el paclitaxel unido a la albúmina también se denominan taxanos.

La capecitabina (Xeloda), el fluorouracilo, la gemcitabina (Gemzar, Infugem) y el metotrexato también se denominan antimetabolitos.

La mayoría de las quimioterapias se realiza en ciclos con días de tratamiento seguidos de días de descanso. Esto permite que el cuerpo se recupere antes del próximo ciclo. La duración de los ciclos varía según los medicamentos que se utilicen. La cantidad de días de tratamiento por ciclo y la cantidad de ciclos que se administra también varían.

Factores de crecimiento mieloide

Ciertas quimioterapias pueden reducir las células que combaten las infecciones. Los tratamientos con factores de crecimiento mieloide (MGF) pueden ayudar a aumentar la cantidad de glóbulos sanguíneos y prevenir infecciones.

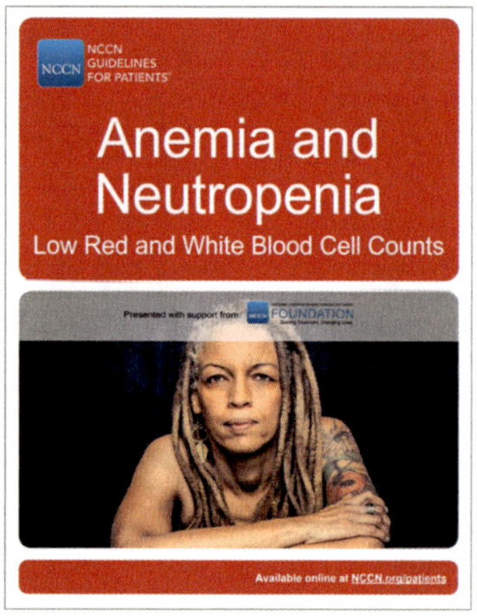

Para obtener información sobre los factores de crecimiento mieloide, consulte *NCCN Guidelines for Patients: Anemia y neutropenia*, disponible en NCCN.org/patientguidelines.

Tratamiento dirigido a HER2

La HER2 es una proteína involucrada en el crecimiento celular normal. Con el cáncer de mama, puede haber mayor producción de HER2. En este caso, se denomina cáncer de mama HER2-positivo (HER2+). El tratamiento dirigido a HER2 es un tratamiento farmacológico para el cáncer de mama HER2+. Con frecuencia, el tratamiento dirigido a HER2 se administra con la quimioterapia. Sin embargo, puede usarse solo o en combinación con otros tratamientos hormonales.

Los tratamientos dirigidos a HER2 son:

- Pertuzumab (Perjeta)
- Trastuzumab (Herceptin) o sustitutos de trastuzumab (biosimilares) como Kanjinti, Ogivri, Herzuma, Ontruzant y Trazimera
- Ado-trastuzumab emtansina (T-DM1) (Kadcyla)
- Fam-trastuzumab deruxtecan-nxki (Enhertu)
- Lapatinib (Tykerb)
- Margetuximab-cmkb (Margenza)
- Neratinib (Nerlynx)
- Tucatinib (Tukysa)
- Phesgo podría usarse como sustituto de la terapia combinada de trastuzumab con pertuzumab.

Se controlará su corazón antes y durante el tratamiento con trastuzumab. Las pruebas medirán la fracción de eyección del ventrículo izquierdo (FEVI), la cantidad de sangre que bombea desde el lado izquierdo del corazón.

No debe quedar embarazada durante el tratamiento con radioterapia o tratamiento sistémico.

Tratamiento hormonal

El tratamiento hormonal bloquea el estrógeno o la progesterona para tratar el cáncer de mama con receptores de hormonas positivos (HR+). El sistema endócrino está formado por órganos y tejido que producen hormonas. Las hormonas son químicos naturales que se liberan en el torrente sanguíneo.

El tratamiento hormonal puede enfocarse en cuatro hormonas:

- El **estrógeno**, producido principalmente en los ovarios.
- La **progesterona**, producida principalmente por los ovarios.
- La **hormona liberadora de la hormona luteinizante (LHRH)**, producida por una parte del cerebro llamada hipotálamo. Instruye a los ovarios para que produzcan estrógeno y progesterona y a los testículos para que produzcan testosterona. La LHRH también se llama hormona liberadora de gonadotropina (GnRH).
- El **andrógeno**, producido por las glándulas suprarrenales, los testículos y los ovarios.

Las hormonas pueden hacer que el cáncer de mama crezca. El tratamiento hormonal evitará que el cuerpo produzca hormonas o bloqueará el efecto que generan en el cuerpo. Esto puede ralentizar el crecimiento del tumor o reducir su tamaño durante un período de tiempo.

El tratamiento hormonal algunas veces también se llama hormonoterapia. No es lo mismo que el tratamiento de reemplazo hormonal utilizado para la menopausia.

Podría usarse más de un tratamiento hormonal. Se pueden agregar otros tratamientos al tratamiento hormonal.

Existe un tipo de tratamiento hormonal quirúrgico:

- La **ooforectomía bilateral** es una cirugía para extirpar ambos ovarios.

Otros tipos principales de tratamiento hormonal incluyen:

- La **ablación ovárica** utiliza radiación para evitar de forma permanente que los ovarios produzcan hormonas.
- La **supresión ovárica** utiliza medicamentos para evitar de forma temporal que los ovarios produzcan hormonas. Esto se logra con fármacos llamados agonistas de LHRH. Estos medicamentos detienen la producción de LHRH, que evita que los ovarios produzcan hormonas. Los agonistas de la LHRH incluyen la goserelina (Zoladex) y la leuprorelina (Lupron Depot). Los agonistas de la hormona liberadora de gonadotropina (GnRH) se pueden usar para suprimir la hormona ovárica o la producción de testosterona.
- Los **inhibidores de la aromatasa (AI)** evitan que un tipo de hormona llamada andrógeno se convierta en estrógeno a través de una enzima llamada aromatasa. No afectan al estrógeno producido por los ovarios. Los inhibidores de la aromatasa no esteroides incluyen anastrozol (Arimidex) y letrozol (Femara). El exemestano (Aromasin) es un inhibidor esteroide de la aromatasa.
- Los **moduladores de receptores de estrógeno (ER) o antiestrógenos** previenen la unión entre las hormonas y los receptores.
  - Los **moduladores selectivos de receptores de estrógeno (SERM)** impiden que el estrógeno se una a los receptores de hormonas. Por ejemplo, tamoxifeno y toremifeno (Fareston).
  - Los **degradadores selectivos de receptores de estrógeno (SERD)** bloquean y destruyen a los receptores de estrógeno. Por ejemplo, fulvestrant (Faslodex) es un SERD.
- Los **agonistas de la hormona liberadora de gonadotropina (GnRH)** se pueden usar para suprimir la hormona ovárica o la producción de testosterona.
- Las **hormonas** pueden usarse para tratar el cáncer de mama cuando se toman en dosis altas. Se desconoce la forma en que las hormonas detienen el desarrollo del cáncer de mama. Estas incluyen el etinilestradiol, la fluoximesterona y el acetato de megestrol (Megace ES).

Aquellas personas que deseen tener hijos en el futuro deberían consultar con un especialista en fertilidad para conversar acerca de las opciones disponibles antes de iniciar la quimioterapia y/o el tratamiento hormonal.

Estado menopáusico

Las opciones de tratamiento hormonal se basan, en parte, en si usted comenzó o se encontraba cursando la menopausia antes de iniciar el tratamiento. Durante la menopausia, los ovarios dejan de producir hormonas en forma permanente y el período menstrual se detiene. Luego de la menopausia, los niveles de estrógeno y progesterona permanecen bajos.

Premenopausia

Si tiene períodos menstruales, está en la etapa de la premenopausia. En la premenopausia, los ovarios son la principal fuente de estrógeno y progesterona. El tamoxifeno es el tratamiento hormonal para quienes se encuentran cursando la premenopausia.

Menopausia

El tratamiento para el cáncer puede provocar una menopausia temporal. Cuando los períodos menstruales se detienen durante 12 meses o más, se llama menopausia. Si no tiene períodos menstruales, es posible que necesite un análisis con una muestra de sangre para confirmar su estado. Los períodos menstruales pueden interrumpirse durante el tratamiento y hasta 2 años después del tratamiento, pero a menudo reaparecen en mujeres de 40 años y menores. En la menopausia, las glándulas suprarrenales, el hígado y la grasa corporal producen pequeñas cantidades de estrógeno.

El tratamiento indicado para mujeres en la menopausia es tamoxifeno o un inhibidor de la aromatasa. Entre los inhibidores de la aromatasa podemos encontrar anastrozol (Arimidex), exemestano (Aromasin) y letrozol (Femara).

Testosterona

Para quienes fueron asignados hombres al nacer y continúan produciendo testosterona, el tratamiento hormonal incluye tamoxifeno o un inhibidor de la aromatasa con un tratamiento supresor de la testosterona.

Receptores de hormonas

Las células en los ovarios, los testículos y las glándulas suprarrenales segregan hormonas. Las hormonas reconocen y se unen a receptores de hormonas específicos.

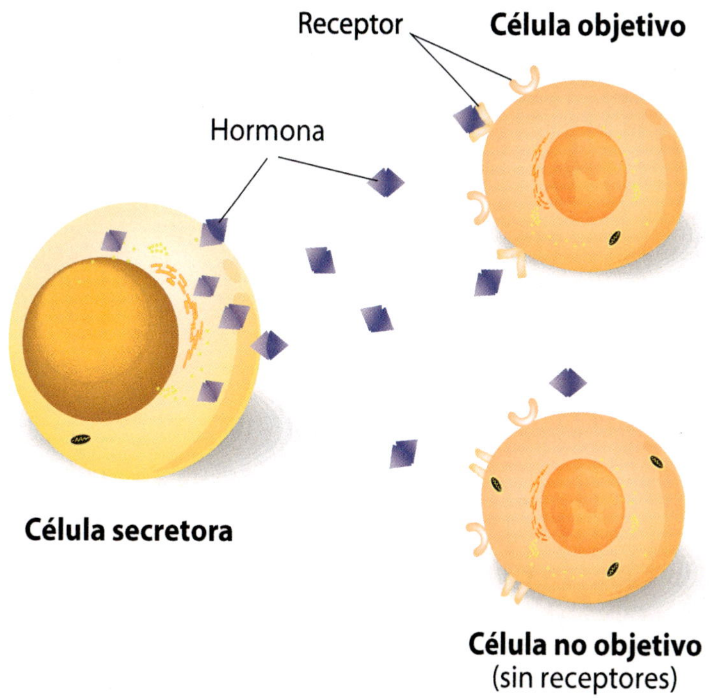

Tratamiento para el fortalecimiento de los huesos

Se pueden administrar medicamentos que se dirigen a los huesos para ayudar a aliviar el dolor óseo o reducir el riesgo de problemas relacionados. Algunos medicamentos actúan retardando o deteniendo la degradación ósea, mientras que otros ayudan a aumentar su espesor.

Cuando el cáncer de mama se extiende a sitios distantes, puede hacer metástasis en los huesos. Esto pone sus huesos en riesgo de sufrir lesiones y enfermedades. Dichos problemas incluyen pérdida de masa ósea (osteoporosis), fracturas, dolor de huesos y opresión (compresión) de la médula espinal. Algunos tratamientos del cáncer de mama, como el tratamiento hormonal, pueden causar pérdida ósea, lo que aumenta el riesgo de sufrir fracturas.

Medicamentos utilizados para prevenir la pérdida ósea y las fracturas:

- Bifosfonatos orales
- Ácido zoledrónico (Zometa)
- Pamidronato (Aredia)
- Denosumab (Prolia)

Medicamentos que se utilizan para tratar las metástasis óseas:

- Ácido zoledrónico (Zometa)
- Pamidronato (Aredia)
- Denosumab (Xgeva)

Se le realizará un estudio de detección de debilidad ósea (osteoporosis) mediante una prueba de densidad mineral ósea. Esto mide el nivel de calcio y otros minerales en los huesos. También se llama absorciometría de rayos X de energía dual (DEXA) y es indolora. Los resultados de densidad mineral ósea buscan osteoporosis y ayudan a predecir su riesgo de fracturas óseas.

Se recomienda una DEXA inicial antes de comenzar tratamiento hormonal.

Ácido zoledrónico, pamidronato y denosumab

El ácido zoledrónico, pamidronato y denosumab se usan para prevenir la pérdida ósea (osteoporosis) y las fracturas causadas por el tratamiento hormonal. El ácido zoledrónico y denosumab también se utilizan para las personas con cáncer de mama metastásico que tienen metástasis en los huesos, a fin de prevenir las fracturas o la compresión de la médula espinal. Es posible que le realicen un análisis de sangre para controlar la función renal, además de los niveles de calcio y de magnesio. Su médico le recomendará un suplemento de calcio y vitamina D.

Informe a su dentista si está tomando alguno de estos medicamentos. Además, pregúntele a su médico de qué manera estos medicamentos pueden afectar sus dientes y mandíbula. La osteonecrosis, o muerte del tejido óseo de la mandíbula, es un efecto secundario poco común pero grave. Informe a su médico si tiene previsto ir al dentista y si tiene previsto someterse a algún procedimiento o cirugía que pueda afectar el hueso de la mandíbula. Será importante cuidar sus dientes y consultar a un dentista antes de comenzar el tratamiento con cualquiera de estos medicamentos.

Inhibidores

Inhibidores de CDK4/6

La cinasa dependiente de ciclina (CDK) es una proteína celular que ayuda con el crecimiento y la división de las células. La administración de un inhibidor de CDK4/6 con tratamiento hormonal puede ayudar a controlar el cáncer HER2- y con receptores de hormonas positivos (HR+) por más tiempo. Con todos los regímenes de CDK4/6, las mujeres premenopáusicas también deben recibir tratamiento para ablación o supresión ováricas. Como inhibidores de CDK4/6, podemos mencionar abemaciclib (Verzenio), palbociclib (Ibrance) y ribociclib (Kisqali).

Se podría hacer una prueba de Ki-67 antes de recibir abemaciclib adyuvante. Ki-67 es una proteína de las células que aumenta cuando se preparan para dividirse en nuevas células.

Inhibidores de EGFR

Un inhibidor de EGRF bloquea la actividad de una proteína llamada receptor del factor de crecimiento epidérmico (EGFR). Lapatinib (Tykerb) y neratinib (Nerlynx) son ejemplos de inhibidores de EGFR.

Inhibidores de mTOR

mTOR es una proteína celular que ayuda con el crecimiento y la división de las células. El tratamiento hormonal puede dejar de funcionar si mTOR se vuelve hiperactiva. Los inhibidores de mTOR se utilizan para que el tratamiento hormonal vuelva a funcionar.

Everolimus (Afinitor) es un inhibidor de mTOR. Se suele tomar frecuentemente con exemestano. En algunos casos, se puede tomar con fulvestrant o tamoxifeno.

Inhibidores de PARP

Las células cancerosas suelen dañarse. PARP es una proteína celular que repara las células cancerosas y les permite sobrevivir. El bloqueo de PARP puede provocar la muerte de las células cancerosas. Olaparib (Lynparza) y talazoparib (Talzenna) son inhibidores de PARP. Debe tener la mutación *BRCA1* o *BRCA2* y su cáncer de mama debe ser HER2- para que los inhibidores de PARP sean efectivos.

Inhibidor de PIK3CA

El gen *PIK3CA* es uno de los genes mutados más frecuente en los cánceres de mama. Una mutación de este gen puede provocar el aumento del desarrollo de células cancerosas y de la resistencia a diversos tratamientos. Alpelisib (Piqray) es un ejemplo de un inhibidor de PIK3CA.

Inmunoterapia

La inmunoterapia es un tipo de tratamiento sistémico que aumenta la actividad del sistema inmunológico. Al hacerlo, mejora la capacidad de su cuerpo de detectar y destruir células cancerosas. La inmunoterapia puede administrarse sola o junto con otros tipos de tratamiento. Pembrolizumab (Keytruda) y dostarlimab-gxly (Jemperli) se dirigen a tumores MSI-H o dMMR o a aquellos que expresan PD-1 o PD-L1. Pembrolizumab también se dirige a tumores con carga mutacional tumoral alta (TMB-H).

Ensayos clínicos

Un ensayo clínico es un tipo de estudio de investigación médica. Después de desarrollarse y probarse en un laboratorio, es necesario estudiar nuevas formas potenciales de combatir el cáncer en las personas. Si se determina que es seguro y efectivo en un ensayo clínico, la Administración de Alimentos y Medicamentos de los Estados Unidos (FDA) puede aprobar un medicamento, dispositivo o método de tratamiento.

Todas las personas con cáncer deben considerar seriamente todas las opciones de tratamiento disponibles para su tipo de cáncer, incluidos los tratamientos estándar y los ensayos clínicos. Hable con su médico para evaluar si tiene sentido participar en un ensayo clínico.

Fases

La mayoría de los ensayos clínicos de cáncer se centran en el tratamiento. Los ensayos de tratamiento se realizan en fases.

- Los **ensayos de fase I** estudian la dosis, la seguridad y los efectos secundarios de un medicamento en investigación o un método de tratamiento. También buscan indicios tempranos de que el medicamento o método es útil.
- Los **ensayos de fase II** evalúan el grado en que un medicamento o método actúa contra un tipo de cáncer específico.
- Los **ensayos de fase III** prueban el medicamento o el método en comparación con el tratamiento estándar. Si los resultados son buenos, puede ser aprobado por la FDA.
- Los **ensayos de fase IV** estudian la seguridad y el beneficio a largo plazo de un tratamiento aprobado por la FDA.

¿Quién puede inscribirse?

Cada ensayo clínico tiene reglas para participar, llamadas criterios de elegibilidad. Las reglas pueden referirse a la edad, el tipo y estadio del cáncer, los antecedentes de tratamiento o la salud general. Estos requisitos garantizan que los participantes sean iguales en formas específicas y que el ensayo sea lo más seguro posible para los participantes.

Consentimiento informado

La administración de los ensayos clínicos está a cargo de un grupo de expertos llamado equipo de investigación. El equipo de investigación revisará el estudio con usted en detalle, incluidos su propósito y los riesgos y beneficios de participar. Toda esta información también se proporciona en un formulario de consentimiento informado. Lea el formulario detenidamente y haga preguntas antes de firmarlo. Tómese el tiempo que necesite para conversar con familiares, amigos u otras personas de su confianza. Tenga en cuenta que puede dejar el ensayo clínico y recibir un tratamiento fuera del ensayo clínico en cualquier momento.

Inicie la conversación

No espere a que su médico le hable sobre los ensayos clínicos. Inicie la conversación y conozca todas las opciones de tratamiento. Si encuentra un estudio en el cree que puede participar, pregúntele a su equipo de atención si cumple con los requisitos necesarios. Si ya ha comenzado el tratamiento estándar, es posible que no pueda participar en ciertos ensayos clínicos. Trate de no desanimarse si no puede participar. Siempre hay nuevos ensayos clínicos disponibles.

Preguntas más frecuentes

Hay muchos mitos y conceptos erróneos en torno a los ensayos clínicos. Muchos de quienes padecen cáncer no entienden muy bien los posibles beneficios y riesgos.

¿Recibiré un placebo?

Los placebos (versiones inactivas de medicamentos reales) casi nunca se usan solos en los ensayos clínicos sobre el cáncer. Es común recibir el placebo con el tratamiento estándar o el medicamento nuevo con el tratamiento estándar. Se le informará, verbalmente y por escrito, si el ensayo clínico tiene previsto el uso de un placebo antes de inscribirse.

¿Los ensayos clínicos son gratuitos?

No tiene que pagar nada para inscribirse en un ensayo clínico. El patrocinador del estudio paga los costos relacionados con la investigación, incluido el medicamento del estudio. Sin embargo, es posible que tenga costos relacionados indirectamente con el ensayo, como el transporte o servicios de cuidado infantil debido a citas adicionales. Durante el ensayo, continuará recibiendo atención estándar para el cáncer. Este tipo de atención se factura al seguro y a menudo está cubierta por éste. Usted es responsable de los copagos y de los costos de este tipo de atención que no estén cubiertos por el seguro.

Cómo encontrar un ensayo clínico

En los Estados Unidos

Centros oncológicos de NCCN
NCCN.org/cancercenters

The National Cancer Institute (NCI)
cancer.gov/about-cancer/treatment/clinical-trials/search

En el mundo

The U.S. National Library of Medicine (NLM)
clinicaltrials.gov

¿Necesita ayuda para encontrar un ensayo clínico?
Servicio de Información de Cáncer (CIS) del NCI
+1.800.4.CANCER (+1.800.422.6237)
cancer.gov/contact

Tratamiento complementario

El tratamiento complementario es la atención médica que se brinda durante todos los estadios del cáncer. Su objetivo es prevenir, reducir y aliviar el sufrimiento y mejorar la calidad de vida. El tratamiento complementario puede incluir alivio del dolor (cuidados paliativos), apoyo emocional o espiritual, ayuda económica y asesoramiento familiar. Indique a su equipo de atención médica cómo se siente y si sufre algún efecto secundario. Los términos mejor tratamiento complementario, tratamiento complementario y cuidados paliativos a menudo se usan indistintamente.

Es muy importante cuidar de uno mismo a través de una buena alimentación, la ingesta de muchos líquidos, el ejercicio y las tareas que le den energía. Es necesario que tenga fuerza para sostenerse durante el tratamiento.

Salud ósea

El cáncer de mama puede extenderse a los huesos. Algunos tratamientos para el cáncer de mama también pueden debilitar los huesos. Ambos pueden exponer a sus huesos a un mayor riesgo de lesiones y enfermedades. Dichos problemas incluyen fracturas óseas, dolor de huesos y opresión (compresión) de la médula espinal. También pueden producirse niveles elevados de calcio en la sangre, denominado hipercalcemia.

Se pueden administrar medicamentos para ayudar a aliviar el dolor óseo y reducir el riesgo de otros problemas relacionados con los huesos. Algunos medicamentos actúan retardando o deteniendo la degradación ósea, mientras que otros ayudan a aumentar su espesor. Se recomienda tomar calcio y vitamina D con estos medicamentos para los huesos. Hable primero con su médico.

Lactancia materna

La lactancia materna después de una tumorectomía es posible. La cantidad y la calidad de la leche materna producida puede no ser suficiente o carecer de algunos de los nutrientes necesarios. No se recomienda la lactancia materna durante el tratamiento activo o dentro de los 6 meses siguientes a la finalización de ciertos tipos de tratamiento hormonal.

Malestar emocional

El malestar emocional es una experiencia desagradable de naturaleza mental, física, social o espiritual. Puede afectar cómo uno se siente, piensa y actúa. El malestar emocional puede incluir sentimientos de tristeza, miedo, impotencia, preocupación, ira y culpa.

La depresión, la ansiedad y los problemas para dormir son comunes en el cáncer. Hable con su médico y con aquellas personas con quienes se siente a gusto sobre cómo se siente. Hay servicios y personas que pueden ayudarle. Cuenta con servicios de apoyo y asesoramiento disponibles.

Consulte más información en *NCCN Guidelines for Patients: Malestar emocional durante el tratamiento del cáncer*, disponible en NCCN.org/patientguidelines.

Fatiga

La fatiga es el cansancio extremo y la incapacidad de funcionar debido a la falta de energía. La fatiga puede ser provocada por el cáncer o puede ser un efecto secundario del tratamiento. Hágale saber a su equipo de atención cómo se siente y si la fatiga le impide hacer las cosas que disfruta. Cumplir con una dieta equilibrada, hacer ejercicio, yoga y recibir masajes puede ayudarlo. Es posible que lo deriven a un nutricionista o dietista para que lo ayude con la fatiga.

Caída del cabello

La quimioterapia puede causar caída del cabello (alopecia) en todo el cuerpo, no solo en el cuero cabelludo. Algunos medicamentos de quimioterapia tienen más probabilidades que otros de provocar caída del cabello. La dosis también podría afectar la cantidad de cabello que pierda. La mayoría de las veces, la caída del cabello por la quimioterapia es temporal. El cabello a menudo vuelve a crecer de 3 a 6 meses después de finalizado el tratamiento. El cabello puede tener un tono o textura diferente.

Enfriamiento del cuero cabelludo

El enfriamiento del cuero cabelludo (o hipotermia del cuero cabelludo) puede ayudar a disminuir la caída del cabello en quienes reciben ciertos tipos de quimioterapia. Algunas personas encuentran que el enfriamiento del cuero cabelludo es incómodo y tienen dolores de cabeza como efecto secundario del frío. Se puede sufrir caída del cabello incluso con el tratamiento de enfriamiento del cuero cabelludo.

Recuento bajo de células sanguíneas

Algunos tratamientos para el cáncer provocan recuentos bajos de células sanguíneas.

- La **anemia** es una afección en la que su cuerpo no produce cantidad suficiente de glóbulos sanos, lo que causa que se transporte menos oxígeno a las células.
- La **neutropenia** hace referencia a una disminución de neutrófilos, el tipo más común de glóbulo blanco. Esto lo pone en riesgo de sufrir infecciones.
- La **trombocitopenia** es una afección en la que no hay suficientes plaquetas presentes en la sangre.

Para obtener información sobre anemia, neutropenia y trombocitopenia, consulte *NCCN Guidelines for Patients: Anemia y neutropenia*, disponible en NCCN.org/patientguidelines.

Linfedema

El linfedema es una afección en la que se acumula líquido linfático adicional en los tejidos y causa hinchazón. Puede producirse cuando parte del sistema linfático está dañado o bloqueado, por ejemplo, durante la cirugía para extirpar los ganglios linfáticos o la radioterapia. Los cánceres que bloquean los vasos linfáticos también pueden provocar linfedema. La hinchazón generalmente aparece lentamente con el tiempo. Puede aparecer durante el tratamiento o puede comenzar años después del tratamiento. Si presenta linfedema, es posible se ordene derivación a un experto en el tratamiento de linfedema. La hinchazón se puede reducir mediante ejercicios, masajes, mangas de compresión y demás. Pregúntele a su equipo de atención sobre las formas de tratar el linfedema.

Náuseas y vómitos

Las náuseas y los vómitos son un efecto secundario común del tratamiento. Se le administrarán medicamentos para prevenir y tratar las náuseas y los vómitos.

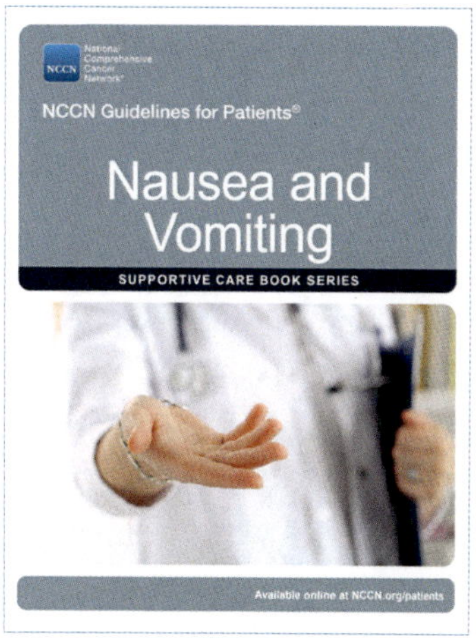

Consulte más información en *NCCN Guidelines for Patients: Náuseas y vómitos*, disponible en NCCN.org/patientguidelines.

Dolor

Informe a su equipo de atención si sufre dolores o molestias. Es posible que se reúna con un especialista en cuidados paliativos o con un especialista en dolor para controlar el dolor.

Efectos secundarios del tratamiento

Todos los tratamientos para el cáncer causan problemas de salud no deseados. Estos problemas de salud se llaman efectos secundarios. Los efectos secundarios dependen de muchos factores. Estos factores incluyen el tipo de medicamento y la dosis, la duración del tratamiento y la persona. Algunos efectos secundarios pueden ser muy perjudiciales para su salud. Otros pueden ser simplemente desagradables.

Pida la lista completa de efectos secundarios de su tratamiento. Además, avise a su equipo de atención si tiene síntomas nuevos o si se ha agravado alguno de los síntomas que presentaba. Es posible que se puedan tomar medidas para ayudarlo a sentirse mejor. También hay formas de prevenir algunos efectos secundarios.

Problemas para comer

Algunos efectos secundarios de la cirugía, el cáncer u otros tratamientos pueden hacer que sienta falta de apetito o malestar estomacal (náuseas). Es posible que tenga la boca dolorida. Comer de forma saludable es importante durante el tratamiento. Incluye consumir una dieta equilibrada, ingerir la cantidad adecuada de comida y beber una cantidad suficiente de líquidos. Un nutricionista matriculado que sea experto en nutrición y alimentos puede ayudar. Hable con su equipo de atención médica si tiene problemas para comer o mantener su peso.

Lleve un diario del dolor

Un diario del dolor es un registro escrito que le ayuda a hacer un seguimiento de cuándo tiene dolor, qué tan intenso es, qué lo provoca y qué lo hace mejorar o empeorar. Use un diario del dolor para hablar sobre su dolor con el equipo de atención. Es posible que lo deriven a un especialista para el manejo del dolor.

Incluya en su diario de dolor:

- Hora y dosis recibida de todos los medicamentos
- Cuándo comienza y termina o disminuye el dolor
- Dónde siente dolor
- Describa su dolor. ¿Es punzante, agudo, una sensación de hormigueo o le provoca ardor? ¿Es constante o aparece y desaparece?
- ¿Cambia el dolor a diferentes horas del día? ¿Cuándo?
- ¿El dolor empeora antes o después de las comidas? ¿Ciertos alimentos o bebidas mejoran el dolor?
- ¿El dolor mejora o empeora con la actividad? ¿Qué tipo de actividad?
- ¿El dolor hace que no pueda conciliar el sueño? ¿El dolor lo despierta en la noche?
- Califique su dolor de 0 (sin dolor) a 10 (el peor dolor que haya sentido)
- ¿El dolor le impide hacer las cosas que disfruta?

Puntos clave

- El tratamiento requiere un abordaje en equipo. Conozca a su equipo de atención y permítales que lo conozcan a usted.
- El cáncer de mama invasivo es tratable. El objetivo del tratamiento es extirpar el tumor, cuando sea posible, y prevenir o retardar la extensión del cáncer.
- El tratamiento para el cáncer de mama invasivo es una combinación de tratamientos.
- El tratamiento local se enfoca en un área determinada. Incluye cirugía, ablación y radioterapia.
- El tratamiento sistémico actúa en todo el cuerpo. Incluye el tratamiento hormonal, la quimioterapia y el tratamiento dirigido.
- Un ganglio linfático centinela (SLN) es el primer ganglio linfático al que las células cancerosas tienen más probabilidades de extenderse desde un tumor primario. Se puede hacer una biopsia del ganglio linfático centinela (SNLB) para detectar si hay cáncer.
- La tumorectomía también se denomina cirugía conservadora de la mama (BCS).
- Una mastectomía total o mastectomía simple es una cirugía en la que se extirpa toda la mama.
- Una mastectomía con preservación de la piel extirpa la mama, pero no toda la piel.
- La mastectomía conservadora de pezones también preserva el complejo areola-pezón (NAC). No todas las personas son candidatas a una mastectomía conservadora de pezones.
- Aquellas personas que deseen tener hijos en el futuro deberían consultar con un especialista en fertilidad antes de iniciar quimioterapia o tratamiento hormonal para conversar acerca de las opciones disponibles.
- Un ensayo clínico es un tipo de investigación que estudia un tratamiento para determinar qué tan seguro es y qué tan bien funciona.
- El tratamiento complementario es atención médica que alivia los síntomas causados por el cáncer o su tratamiento y mejora la calidad de vida. Siempre se administra el tratamiento complementario.
- Todos los tratamientos para el cáncer causan problemas de salud no deseados llamados efectos secundarios. Es importante que le informe a su equipo de atención sobre todos sus efectos secundarios para que se puedan controlar.
- Cumplir con una dieta equilibrada, tomar muchos líquidos, hacer ejercicio, yoga y recibir masajes puede ayudarlo a tratar los efectos secundarios.

Es importante que le informe a su equipo de atención sobre todos los efectos secundarios para que se puedan controlar.

5

La mama después de la cirugía

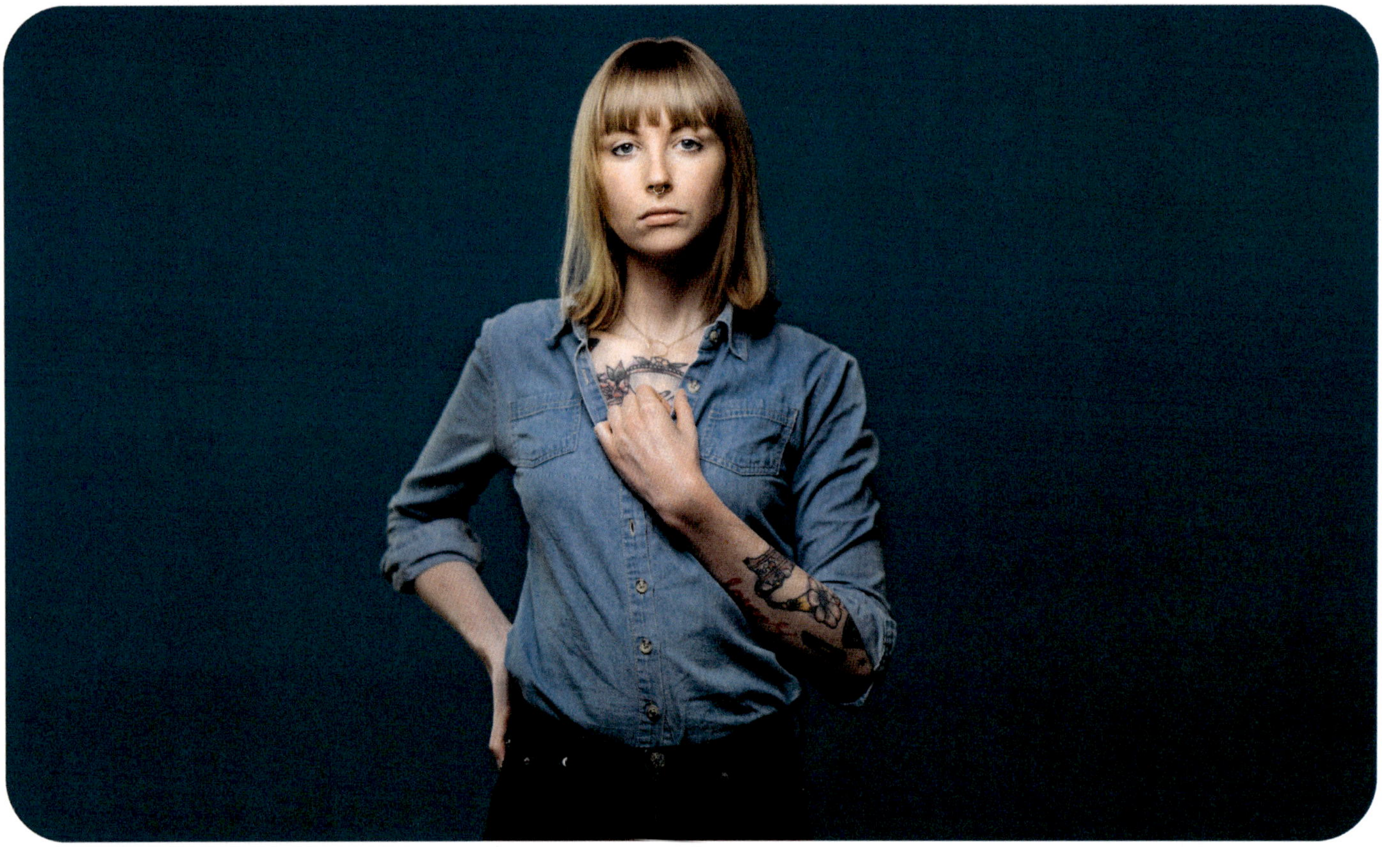

El aspecto de su mama después de la cirugía dependerá del tipo de cirugía, la cantidad de tejido extirpado y otros factores como el tipo de cuerpo, la edad y el tamaño y la forma de la zona antes de la cirugía. Este capítulo brinda más información sobre el desplazamiento de volumen, el cierre plano y la reconstrucción mamaria.

Desplazamiento de volumen

Después de una tumorectomía, a la mayoría de las personas les queda una cicatriz con cierta pérdida de volumen, pero están conformes con el aspecto de sus mamas. Sin embargo, si necesita una tumorectomía importante y su cirujano cree que luego la mama tendrá un aspecto más anormal, es posible que se le pueda dar una nueva forma al pecho en el momento de la cirugía. Este procedimiento se llama desplazamiento de volumen u oncoplastía. A menudo lo realiza el cirujano oncológico o un cirujano plástico inmediatamente después de la tumorectomía. El cirujano desplazará el tejido mamario restante para llenar el espacio que quedó después de extirpar el tumor.

Si tiene previsto hacer un desplazamiento de volumen, se deberá extirpar un pedazo más grande de la mama. A pesar de que se retira un pedazo más grande, se mantendrá el aspecto natural de su mama.

Es posible que no le gusten los resultados del desplazamiento de volumen. En este caso, la cirugía de revisión mamaria puede ayudar. Esta cirugía está a cargo de un cirujano plástico. También es posible hacer un nuevo desplazamiento de volumen. Otra opción consiste en ponerse implantes mamarios o una mastectomía con reconstrucción.

Cierre plano

En una mastectomía total con cierre plano, se extirpa toda la mama, incluido el pezón, la piel sobrante, la grasa y otros tejidos de la zona mamaria. El resto de la piel se tensa y se sutura. No se forma ningún montículo mamario ni se agrega ningún implante. La cicatriz se verá levemente elevada y tendrá un color diferente al de la piel circundante. El cierre plano no es completamente plano o liso. El resultado final varía de una persona a otra en función de su cuerpo y su tejido graso. Pida que le muestren fotos del "después" de los cierres planos para saber qué esperar.

Es posible que decida someterse a un procedimiento de cierre plano más adelante o después de que le hayan quitado los implantes mamarios. Hable con su equipo de atención médica para obtener más información.

Reconstrucción mamaria

La reconstrucción mamaria es una cirugía para reconstruir la forma y el aspecto de la mama después de una mastectomía. En muchos casos, la reconstrucción mamaria implica un abordaje por etapas. Es posible que requiera más de un procedimiento.

Es posible que pueda elegir cuándo se realiza la reconstrucción mamaria. La reconstrucción inmediata se termina en cuestión de horas después de la extirpación de la mama. La reconstrucción diferida puede producirse meses o años después de la cirugía del cáncer. La reconstrucción también puede hacerse por etapas, con una primera parte que se lleva a cabo en el momento de la cirugía original del cáncer y la última parte en otra cirugía en un momento posterior. Un cirujano plástico realiza la reconstrucción mamaria.

Las mamas se pueden reconstruir con implantes y colgajos. Todos los métodos son generalmente seguros, pero como con cualquier cirugía, hay riesgos. Pida la lista completa de efectos secundarios a su equipo de atención.

Implantes

Los implantes mamarios son pequeñas bolsas llenas de agua salada, gel de silicona o ambos. Se colocan debajo de la piel o del músculo de la mama para que luzcan como una nueva mama. Se puede usar primero un dispositivo similar a un globo, llamado expansor, para estirar el tejido. Se colocará debajo de la piel o del músculo y se agrandará cada pocas semanas durante dos o tres meses. Una vez que la piel se estire hasta alcanzar el tamaño adecuado, la operarán para colocarle el implante definitivo.

Los implantes tienen un pequeño riesgo de fugas o de causar otros problemas. Es posible que sienta dolor por el implante o expansor. Puede aparecer tejido cicatricial o tejido muerto. Los implantes texturizados pueden provocar un tipo de cáncer, el linfoma anaplásico de células grandes asociado a los implantes mamarios (BIA-ALCL).

Colgajos

A veces se puede recrear la totalidad de la mama después de una mastectomía con preservación de la piel. En una mastectomía con preservación de la piel, se extrae tejido mamario de debajo de la piel. El pezón se mantiene intacto, si es posible. Los colgajos de piel restantes se utilizan para formar un montículo mamario. Esta técnica no utiliza implantes ni piel transferida de otras partes del cuerpo y puede llevarse a cabo en una sola cirugía. Este procedimiento es más adecuado para quienes tienen mamas más grandes y están dispuestas a tener mamas mucho más pequeñas.

Las mamas se pueden reconstruir con tejido de otra parte del cuerpo, conocido como "colgajos". Estos colgajos se toman del área del vientre, las nalgas, el muslo o de debajo del omóplato. Algunos colgajos se retiran por completo y luego se suturan en su lugar. Otros colgajos se mantienen unidos a su cuerpo, pero se deslizan y se suturan en su lugar.

Los colgajos pueden provocar problemas. Puede producirse la muerte del tejido que puede provocar bultos. Se puede producir una hernia por debilidad muscular. Es más probable que se produzcan problemas entre quienes tienen diabetes o fuman.

Implantes y colgajos

Algunas mamas se reconstruyen con implantes y colgajos. Este método puede darle a la mama reconstruida más volumen para que coincida con la otra mama. Para la reconstrucción, es posible que necesite una cirugía en la otra mama para que coincidan el tamaño y la forma de las dos mamas.

Reemplazo de pezón

Al igual que el pecho, el pezón puede rehacerse. Para reconstruir un pezón, el cirujano plástico puede usar los tejidos circundantes. Además, los pezones pueden reconstruirse con tejido del muslo, otro pezón o de los órganos sexuales entre las piernas (vulva). El tejido se puede oscurecer con un tatuaje para que se parezca más a un pezón. Es importante tener en cuenta que, aunque se puede rehacer algo para que se parezca al pezón, no tendrá la sensibilidad del pezón real. Además, se puede hacer un tatuaje para que parezca un pezón sin tener que tomar tejido de otra parte del cuerpo.

Puntos que deben tenerse en cuenta

Algunos puntos que debe tener en cuenta cuando se decide por un cierre plano o una reconstrucción después de una mastectomía:

- **Su deseo**: es posible que, tras conocer las opciones, tenga un marcado impulso hacia el cierre plano o una forma de reconstrucción. La reconstrucción mamaria debe ser una decisión compartida entre usted y su equipo médico. Haga conocer sus deseos en forma clara.
- **Problemas de salud**: puede tener problemas de salud, como diabetes o un trastorno sanguíneo, que podrían afectar o demorar la curación, o hacer que los procedimientos más prolongados no sean seguros.
- **Consumo de tabaco**: fumar demora la cicatrización de la herida y puede provocar muerte del colgajo de la mastectomía (necrosis), necrosis del complejo areola-pezón (NAC) en una mastectomía con preservación del pezón, infección y fracaso de la reconstrucción con implantes. En la reconstrucción con colgajo libre, fumar aumenta el riesgo de complicaciones. Pida ayuda si fuma y se plantea dejar de fumar. Se le recomienda que deje de fumar antes de la reconstrucción.
- **Tamaño y forma de las mamas:** los tamaños disponibles de los implantes mamarios son limitados. Las mamas muy grandes o las que carecen de tono o están caídas (llamado ptosis) pueden ser difíciles de igualar. Podría ser una opción reducir el tamaño de las mamas.
- **Índice de masa corporal (IMC):** las personas con un IMC elevado tienen un mayor riesgo de infecciones y complicaciones en la reconstrucción mamaria.

Tatuaje

Los pezones extraídos pueden reconstruirse con tejido corporal y/o tatuarse.

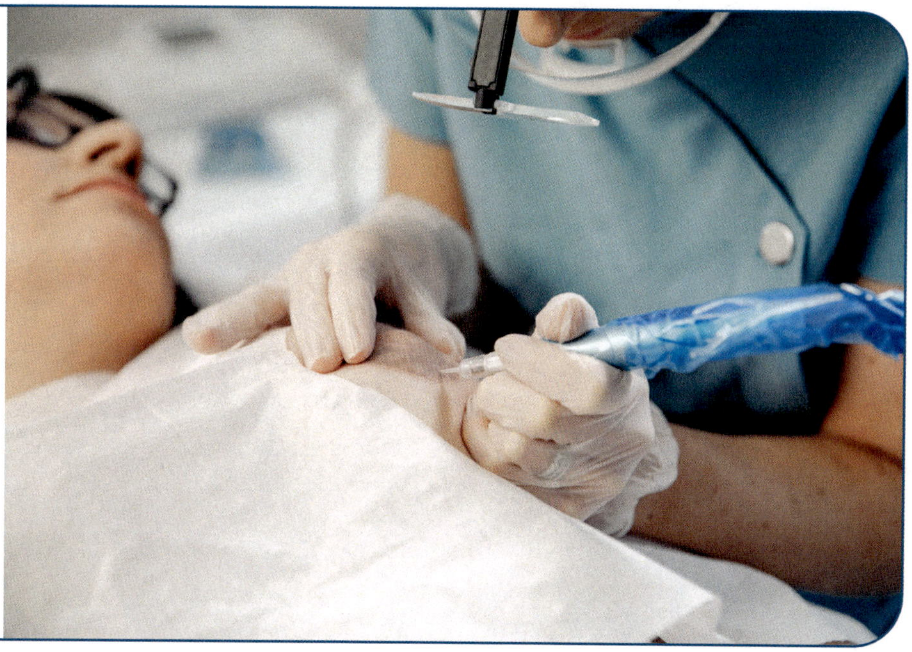

Puntos clave

- El desplazamiento del volumen es un desplazamiento del tejido mamario para llenar el orificio que quedó después de una tumorectomía.
- El cierre plano se realiza después de una mastectomía en la que la piel se tensa y se sutura sin agregar un implante mamario.
- La reconstrucción mamaria es una cirugía para reconstruir la forma y el aspecto de la mama.
- Las mamas que se extirpan por completo en una mastectomía pueden reconstruirse con implantes mamarios, colgajos o ambos.
- Los pezones extraídos pueden reconstruirse con tejido corporal y/o tatuarse.

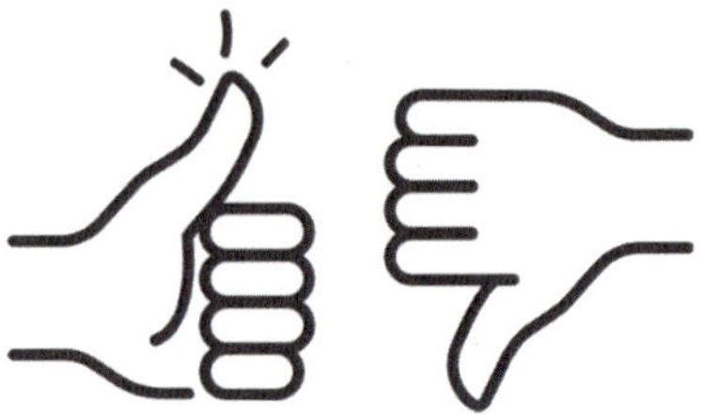

¡Cuéntenos qué opina!

Tómese un momento para completar una encuesta en línea sobre NCCN Guidelines for Patients.

NCCN.org/patients/response

6

Estadios 1, 2 y 3A

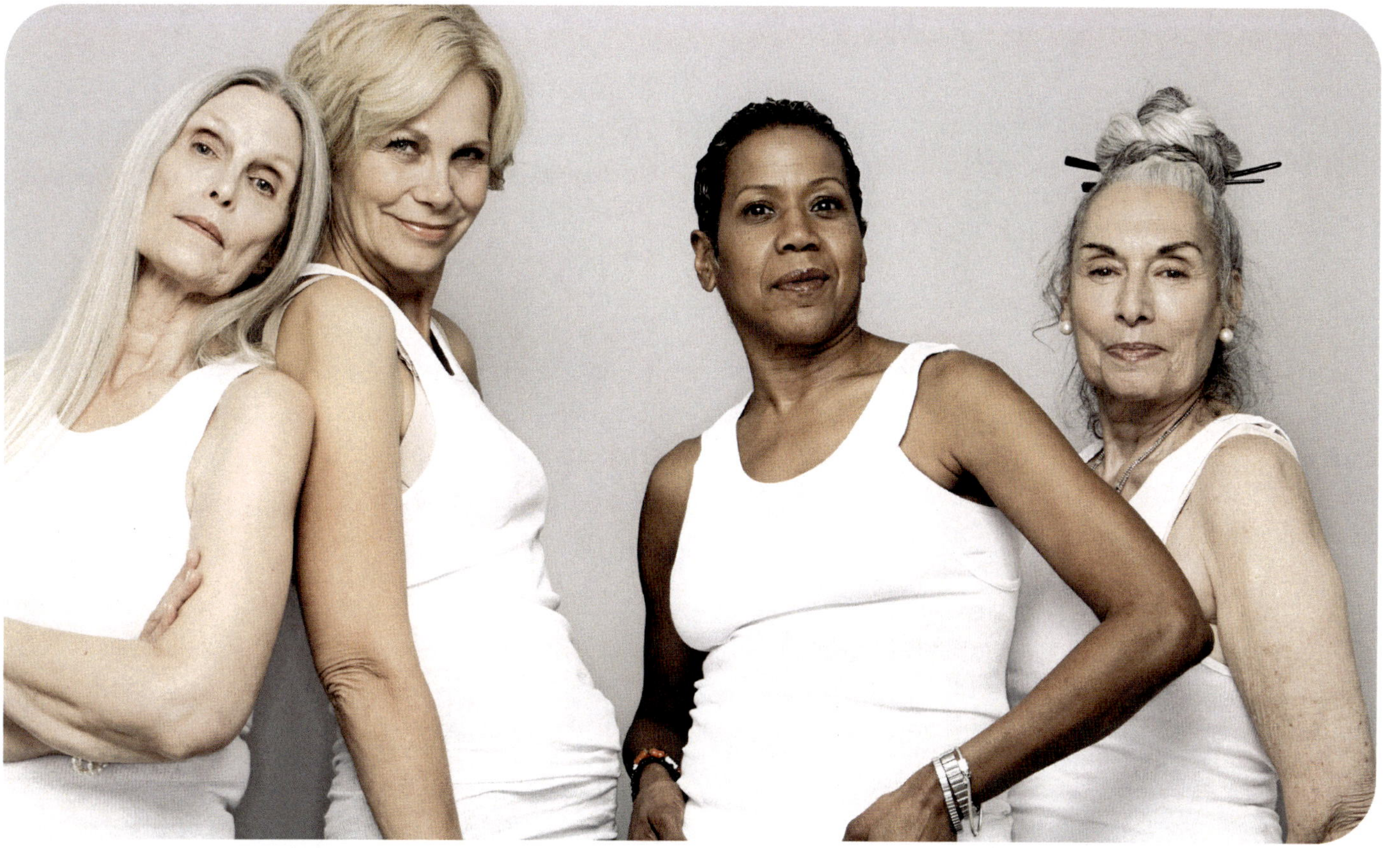

La cirugía es el tratamiento principal o primario para el cáncer de mama invasivo. El tratamiento previo a la cirugía se llama tratamiento prequirúrgico. No todos los cánceres necesitan tratamiento antes de la cirugía. Este capítulo es para quienes no recibirán tratamiento prequirúrgico. Juntos, usted y su médico elegirán la mejor opción para usted.

No todos los cánceres necesitan tratamiento antes de la cirugía. Si su médico está considerando un tratamiento antes de la cirugía (prequirúrgico), debe consultar el Capítulo 7. Este capítulo es para quienes no recibirán tratamiento prequirúrgico.

Cirugía y radioterapia

La cirugía es el tratamiento principal o primario para el cáncer de mama invasivo. Consiste en extirpar el tumor de la mama y evaluar los ganglios linfáticos.

Hay dos opciones de cirugía de mama:

- Tumorectomía
- Mastectomía total

Ambas opciones incluyen la estadificación de los ganglios linfáticos axilares (ALN) con la biopsia del ganglio linfático centinela (SLNB) o la linfadenectomía axilar (ALND) o ambas. Después de la cirugía, un anatomopatólogo estudiará el tejido y los ganglios linfáticos extirpados para determinar el estadio anatomopatológico. Esta información también puede ayudarle a comenzar a planificar los siguientes pasos en el tratamiento.

El tratamiento después de la cirugía puede incluir radioterapia y/o tratamiento sistémico.

Un ejemplo de un estadio tumoral después de la cirugía podría ser pT2. Las micrometástasis de los ganglios linfáticos se expresan como pN1mi. Ipsilateral significa en el mismo lado del cuerpo.

Tumorectomía

La tumorectomía, también llamada cirugía conservadora de la mama (BCS), es una cirugía para extirpar un tumor en la mama. El tratamiento después de una tumorectomía se basa en el tipo de cáncer y si hay cáncer en los ganglios linfáticos axilares (ALN). Si el margen quirúrgico es positivo, es posible que deba someterse a otra cirugía para extirpar el resto de cáncer que haya quedado. Después de una tumorectomía, suele recomendarse radioterapia de toda la mama (WBRT). Se podría agregar radiación a los ganglios regionales (RNI). Se puede administrar quimioterapia antes de la RT.

Mastectomía total

Una mastectomía total es una cirugía en la que se extirpa toda la mama. El tratamiento después de una mastectomía se basa en si se encontró cáncer en los ganglios linfáticos axilares (ALN), en el número de ganglios linfáticos que dieron positivo y en el tamaño del tumor extirpado. La radioterapia y/o el tratamiento sistémico son posibles después de una mastectomía.

Tratamiento sistémico adyuvante

El tratamiento farmacológico tras la cirugía o la radioterapia se denomina tratamiento sistémico adyuvante. Se administra cirugía para eliminar las células cancerosas restantes y ayudar a reducir el riesgo de reaparición del cáncer. Este tratamiento se basa en un subtipo de cáncer llamado histología tumoral y el estado del receptor de hormonas (HR). La histología es el estudio de la anatomía (estructura) de las células, los tejidos y los órganos bajo un microscopio. Según la histología, el estado del HER2 también puede ser un factor. En el cáncer con receptor de hormonas positivo (ER+ y/o PR+) y HER2-, los oncólogos también tienen en cuenta si hay cáncer en los ganglios linfáticos, llamados ganglios positivos (ganglio +).

Los tratamientos sistémicos podrían usarse solos o en combinación con otros. Pregúntele a su médico oncólogo por qué podría preferirse un tratamiento sobre otro para su tipo de cáncer.

En el caso de mujeres que cursan la menopausia (natural o inducida) con tumores de alto riesgo con ganglios negativos o positivos, podría administrarse un tratamiento para el fortalecimiento de los huesos con el objeto de reducir el riesgo de metástasis a distancia.

Histologías favorables

Una histología favorable es aquella que tiene un pronóstico favorable o bueno. El pronóstico es el curso que probablemente tomará su cáncer. Estos tipos de tumores no son de alto grado, son HER2- y podrían responder mejor al tratamiento que otros tumores. También podrían tener menos riesgo de reaparecer. Pregunte a su médico qué puede significar esto para su tratamiento. Quienes tengan tumores con receptores de estrógeno positivos (ER+) y/o receptores de progesterona positivos (PR+) probablemente recibirán tratamiento hormonal. Es posible administrar otros tratamientos sistémicos.

Los tipos histológicos favorables incluyen:

- Tubular puro
- Mucinoso puro
- Cribiforme puro
- Carcinoma papilar encapsulado o sólido
- Carcinomas adenoides quísticos y otros carcinomas salivales
- Carcinoma secretor
- Formas raras de bajo grado de carcinoma metaplásico
- Otras formas poco frecuentes

Histologías comunes

El carcinoma ductal y lobular es el tipo más común de cáncer de mama invasivo.

Los tipos de histología más comunes son:

- Ductal/NST (NST incluye el patrón medular, los cánceres con expresión neuroendocrina y otros patrones poco frecuentes)
- Lobular
- Mixto
- Micropapilar
- Metaplásico

A continuación se describen las opciones de tratamiento adyuvante para las histologías comunes.

HR+ con HER2+

En el cáncer con receptor de hormonas positivo (HR+), se encuentran los receptores de estrógeno (ER+) y/o progesterona (PR+). Si hay receptores de HER2, el cáncer también es HER2+. Puede escribirse como HR+ con HER2+ o llamarse cáncer de mama triple positivo.

El tratamiento hormonal se usa para tratar el cáncer de mama HR+. La quimioterapia con un tratamiento dirigido a HER2 se usa para tratar el cáncer HER2+. Como ejemplos de tratamiento dirigido a HER2 utilizada después de la cirugía podemos mencionar a trastuzumab y pertuzumab.

Los tratamientos sistémicos podrían usarse solos o en combinación con otros. Si se usa quimioterapia, debe administrarse antes del tratamiento hormonal. Pregúntele a su médico oncólogo por qué podría preferirse un tratamiento sobre otro para su tipo de cáncer.

Puede consultar las opciones de tratamiento sistémico adyuvante (después de la cirugía) para HR+ con HER2+ en la Guía 3.

Guía 3
Opciones de tratamiento adyuvante: HR+ y HER2+

Ganglios linfáticos negativos (pN0) o micrometástasis (pN1mi) de 2 mm o menos	Si el tumor mide 0,5 cm o menos y no hay cáncer en los ganglios linfáticos, considerar: • Tratamiento hormonal • Tratamiento hormonal con quimioterapia y trastuzumab
	Si el tumor mide 0,5 cm o menos y hay micrometástasis: • Tratamiento hormonal • Quimioterapia con trastuzumab y tratamiento hormonal
	Si el tumor mide entre 0,6 y 1 cm: • Tratamiento hormonal • Quimioterapia con trastuzumab y tratamiento hormonal
	Si el tumor mide más de 1 cm: • Quimioterapia con trastuzumab y tratamiento hormonal
Ganglio linfático positivo (pN+) para 1 o más metástasis de más de 2 mm	Las opciones son: • Quimioterapia con trastuzumab y tratamiento hormonal • Quimioterapia con trastuzumab, pertuzumab y tratamiento hormonal

HR+ con HER2-

En el cáncer con receptor de hormonas positivo (HR+), se encuentran los receptores de estrógeno (ER+) y/o progesterona (PR+). El tratamiento hormonal se usa para tratar el cáncer de mama HR+. Dado que no hay receptores HER2, no se utiliza la terapia dirigida a los receptores HER2. A menudo, se usa quimioterapia en su lugar. Cuando se encuentra cáncer en los ganglios linfáticos, es ganglionar positivo (ganglio +).

- Las personas que cursan la premenopausia pueden someterse a una supresión o ablación ovárica además del tratamiento hormonal.
- Si se usa quimioterapia, debe administrarse antes del tratamiento hormonal.

Puede consultar la quimioterapia y otros tratamientos sistémicos específicos para HER2- en la Guía 4.

Guía 4
Opciones de tratamiento sistémico adyuvante: HER2-

Opciones recomendadas	• Doxorrubicina y ciclofosfamida seguidas de paclitaxel • Docetaxel y ciclofosfamida (TC) • Olaparib, en caso de que haya mutaciones en la línea germinal de *BRCA1* o *BRCA2*
	• Cáncer de mama triple negativo (TNBC) de alto riesgo: Tratamiento prequirúrgico con pembrolizumab más carboplatino y paclitaxel, seguido de tratamiento prequirúrgico con pembrolizumab y ciclofosfamida más doxorrubicina o epirubicina, seguido de pembrolizumab adyuvante • En caso de TNBC y enfermedad residual después del tratamiento prequirúrgico con quimioterapia basada en taxanos, alquiladores y antraciclinas, luego capecitabina
Otras recomendaciones	• Doxorrubicina y ciclofosfamida seguidas de docetaxel • Epirubicina y ciclofosfamida (EC) • Docetaxel, doxorrubicina y ciclofosfamida (TAC)
	Sólo en ciertos casos de TNBC: • Paclitaxel más carboplatino • Docetaxel más carboplatino (sólo en el entorno prequirúrgico)
Útil en algunos casos	• Doxorrubicina y ciclofosfamida • Ciclofosfamida, metotrexato y fluorouracilo (CMF) • Doxorrubicina y ciclofosfamida seguidas de paclitaxel • Capecitabina (tratamiento de mantenimiento para el TNBC después de la quimioterapia adyuvante)

HR- con HER2+

En el cáncer con receptores de hormonas negativos (HR-), no hay receptores de estrógeno (ER-) ni progesterona (PR-). Cuando se encuentran receptores de HER2, es HER2-positivo (HER2+). Dado que este cáncer es HR- y HER2+, el tratamiento se centrará en dirigirse al HER2. El tratamiento dirigido a HER2 suele incluir quimioterapia.

En la Guía 5 puede encontrar una lista de todas las opciones de tratamiento dirigido a HER2.

¿Sabía usted?

Los términos “quimioterapia” y “tratamiento sistémico” se utilizan de forma intercambiable a menudo, pero no significan lo mismo. La quimioterapia, el tratamiento dirigido y la inmunoterapia son todos tipos de tratamiento sistémico.

Guía 5
Opciones de tratamiento adyuvante dirigido a HER2 (HER2+)

Opciones recomendadas	• Paclitaxel y trastuzumab • Docetaxel, carboplatino y trastuzumab (TCH) • Docetaxel, carboplatino, trastuzumab y pertuzumab (TCHP) • Completar hasta un año de tratamiento dirigido a HER2 con trastuzumab. Puede agregarse pertuzumab.
Otras recomendaciones	• Doxorrubicina con ciclofosfamida seguidas de docetaxel más trastuzumab • Doxorrubicina con ciclofosfamida seguidas de docetaxel más trastuzumab y pertuzumab
Útil en algunos casos	• Docetaxel, ciclofosfamida y trastuzumab • Doxorrubicina y ciclofosfamida seguidas de paclitaxel más trastuzumab • Doxorrubicina y ciclofosfamida seguidas de docetaxel más paclitaxel, trastuzumab y pertuzumab • Neratinib • Paclitaxel más trastuzumab y pertuzumab • Ado-trastuzumab emtansina (TDM-1)

Nota: Un biosimilar aprobado por la FDA podría utilizarse por trastuzumab.

HR- con HER2-

En el cáncer de mama triple negativo (TNBC), no se encuentran receptores de estrógeno, progesterona ni HER2. Esto significa que los resultados de las pruebas en las células del cáncer de mama han dado negativo para HER2 y ambos receptores de hormonas. Se escribe como ER- y/o PR- con HER2-.

El TNBC es un cáncer que es:

- receptor de estrógeno negativo (ER-),
- receptor de progesterona negativo (PR-), y
- HER2 negativo (HER2-).

Hay muchas variaciones dentro del TNBC. Es un grupo de enfermedades sobre las cuales siempre estamos aprendiendo más. Dado que no hay receptores HER2, no se utiliza el tratamiento dirigido a HER2. Y, como no hay receptores de hormonas de estrógeno ni progesterona, no se usa el tratamiento hormonal. El tratamiento adyuvante será probablemente la quimioterapia, tal y como se describe en la Guía 4.

Orden de los tratamientos

La mayoría de las personas con cáncer de mama reciben más de un tipo de tratamiento. A continuación, sigue un resumen del orden de los tratamientos.

- El **tratamiento prequirúrgico o neoadyuvante (previo)** se administra para reducir el tamaño del tumor antes del tratamiento primario (cirugía).
- El **tratamiento perioperatorio** es un tratamiento sistémico, como la quimioterapia, que se administra antes y después de la cirugía.
- El **tratamiento primario** es el tratamiento principal que se administra para eliminar el cáncer del cuerpo. La cirugía suele ser el tratamiento principal para el cáncer de mama invasivo.
- El **tratamiento postquirúrgico o adyuvante (posterior)** se administra tras el tratamiento primario para eliminar del cuerpo las células cancerosas que hayan quedado tras la cirugía. También se utiliza cuando se considera que hay un riesgo alto de que el cáncer reaparezca (recurrencia).
- El **tratamiento definitivo** se define como el mejor tratamiento después de haber considerado todas las opciones.
- El **tratamiento de primera línea** es la primera serie de tratamientos sistémicos (farmacológicos) que se administran.
- El **tratamiento de segunda línea** es la siguiente serie de tratamientos que se administra si el cáncer avanza durante o después del tratamiento sistémico.

Hable con su médico sobre su plan de tratamiento y lo que significa para el estadio y tipo de cáncer de mama.

Tratamiento hormonal adyuvante

El tratamiento hormonal adyuvante se usa para tratar el cáncer de mama con receptores de hormonas positivos (HR+). Se trata de un cáncer positivo para los receptores de estrógeno (ER+) y/o los receptores de progesterona (PR+). El tratamiento hormonal inhibe el estrógeno y la progesterona, lo cual puede ralentizar el crecimiento del tumor o reducir su tamaño durante un período de tiempo. También podría ayudar a prevenir el riesgo de que el cáncer vuelva a aparecer en las mamas y en otras partes del cuerpo. Si se usa quimioterapia, debe administrarse antes del tratamiento hormonal.

Quienes padecen cáncer de mama de alto riesgo HER2- podrían recibir dos años de abemaciclib adyuvante con tratamiento hormonal.

Las personas que reciben un inhibidor de la aromatasa y que corren el riesgo de padecer osteoporosis probablemente se someterán a pruebas de densidad ósea y a un tratamiento para el fortalecimiento de los huesos.

En la Guía 6 puede encontrar una lista de todas las opciones de tratamiento hormonal adyuvante.

Guía 6
Tratamiento hormonal adyuvante

Premenopausia en el momento del diagnóstico	• Tamoxifeno solo por 5 años • Tamoxifeno durante 5 años con supresión o ablación ovárica →	• Después de 5 años, si está en etapa de menopausia, un inhibidor de la aromatasa durante 5 años o considere tamoxifeno durante otros 5 años (para un total de 10 años con tamoxifeno)
		• Después de 5 años, si todavía está en etapa de premenopausia, considere tamoxifeno durante otros 5 años (durante un total de 10 años con tamoxifeno) o suspenda el tratamiento hormonal
	• Inhibidor de la aromatasa durante 5 años con supresión o ablación ovárica. Entonces considere un inhibidor de la aromatasa durante 3 a 5 años más	
Menopausia en el momento del diagnóstico	• Inhibidor de la aromatasa durante 5 años, luego considere el inhibidor de la aromatasa durante 3 a 5 años más • Inhibidor de la aromatasa durante 2 a 3 años, luego tamoxifeno hasta completar 5 años en total de tratamiento hormonal • Tamoxifeno durante 2 a 3 años, luego un inhibidor de la aromatasa hasta completar 5 años de tratamiento hormonal • Tamoxifeno durante 2 a 3 años, luego hasta 5 años de un inhibidor de la aromatasa	
	• Tamoxifeno durante 4,5 a 6 años, luego un inhibidor de la aromatasa durante 5 años o considere tamoxifeno durante otros 5 años (para un total de 10 años con tamoxifeno)	
	• Para quienes que no pueden o no quieren recibir inhibidores de la aromatasa, indicar tamoxifeno durante 5 años o considerar tamoxifeno hasta por 10 años	

Tratamiento de seguimiento

Después del tratamiento, pasará a la atención de seguimiento. Durante este tiempo, se controlará su salud para determinar los efectos secundarios del tratamiento y la reaparición del cáncer. Esto es parte de su plan de atención de supervivencia. Es importante que no falte a las visitas de seguimiento y a las citas para los estudios de diagnóstico por imágenes. Busque una buena atención médica de rutina, incluidas visitas regulares al médico para atención preventiva y estudios de detección de cáncer.

Informe a su médico si tiene cualquier síntoma, como dolor de cabeza, manchado menstrual entre períodos o nueva aparición de manchado después de la menopausia (si es que recibió tamoxifeno previamente), dificultad para respirar al caminar o dolor de huesos. Se pueden controlar los efectos secundarios. Continúe tomando todos los medicamentos, como el tratamiento hormonal, exactamente como se le recetó y no olvide ni omita ninguna dosis.

Debería recibir un plan de atención de supervivencia personalizado, que incluye un resumen de los posibles efectos a largo plazo del tratamiento y enumera las pruebas de seguimiento. Consulte cómo coordinará su proveedor de atención primaria con los especialistas para su atención de seguimiento.

Puede encontrar información sobre la atención de seguimiento en la Guía 7.

Guía 7 Tratamiento de seguimiento
Antecedentes médicos y examen físico 1 a 4 veces al año según sea necesario durante 5 años, luego todos los años
Detección de cambios en los antecedentes familiares
Pruebas genéticas y derivación a asesoramiento genético según sea necesario
Control de linfedema y derivación para tratamiento del linfedema según sea necesario
Mamografía cada 12 meses (no es necesario en la mama reconstruida)
Pruebas de corazón, según sea necesario
Si hay signos y síntomas de metástasis, análisis de sangre y estudios de diagnóstico por imágenes
Si está recibiendo tratamiento hormonal, continúe recibiendo tratamiento hormonal. No olvide ni omita ninguna dosis.
Examen ginecológico anual para quienes reciben tamoxifeno
Pruebas de densidad ósea para las personas que reciben un inhibidor de la aromatasa o que posteriormente presentan insuficiencia ovárica
Mantenga un peso ideal, sea activo, consuma una dieta saludable, haga ejercicio, limite el consumo de alcohol y deje de fumar

Puntos clave

- La cirugía es el tratamiento principal o primario para el cáncer de mama invasivo. Es posible que reciba radioterapia (RT) y/o tratamiento sistémico luego de la cirugía.
- El tratamiento posterior a la cirugía se llama tratamiento adyuvante. Se basa en el estadio anatomopatológico. Durante la cirugía, se analiza el tumor para determinar el estadio anatomopatológico.
- El tratamiento sistémico adyuvante se administra después de la cirugía para eliminar las células cancerosas restantes y ayudar a evitar la reaparición del cáncer.
- El tratamiento adyuvante se basa en el estadio, la histología y el estado del receptor de hormonas. La histología es el estudio de la anatomía (estructura) de las células, los tejidos y los órganos bajo un microscopio.
- Una histología favorable es aquella que tiene un pronóstico favorable o bueno.
- En el cáncer con receptor de hormonas positivo (HR+), se encuentran los receptores de estrógeno (ER+) y/o progesterona (PR+).
- El tratamiento hormonal se usa para tratar el cáncer HR+.
- Si se usa quimioterapia, debe administrarse antes del tratamiento hormonal.
- En el cáncer de mama triple negativo (TNBC), no se encuentran receptores de estrógeno, progesterona ni HER2. Se trata con quimioterapia.
- Es importante que no falte a las visitas de seguimiento y a las citas para los estudios de diagnóstico por imágenes. Busque una buena atención médica de rutina, incluso atención preventiva y estudios de detección de cáncer. Continúe tomando todos los medicamentos como se le recetaron.

Aquellas personas que deseen tener hijos en el futuro deberían consultar con un especialista en fertilidad antes de iniciar el tratamiento hormonal.

7
Estadio 3

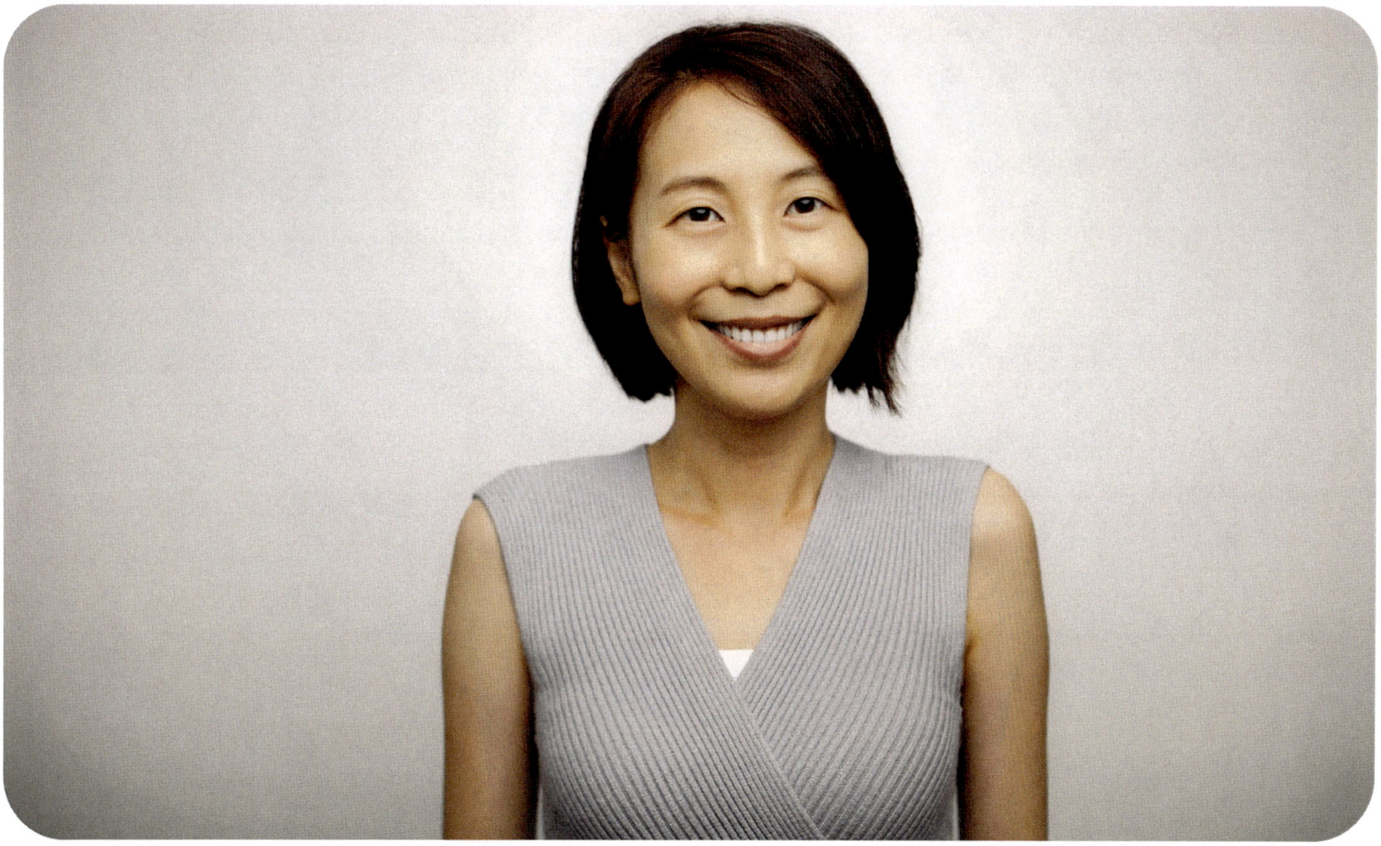

Este capítulo es para quienes tienen cáncer de mama en estadio 3 o para quienes se beneficiarían del tratamiento antes de la cirugía. El tratamiento previo a la cirugía se llama tratamiento prequirúrgico o neoadyuvante. Puede ser tratamiento sistémico o radioterapia. El tratamiento prequirúrgico no es para todos los pacientes. Juntos, usted y su médico elegirán la mejor opción para usted.

Descripción general

En el cáncer de mama en estadio 3, el cáncer puede ser grande y estar en los ganglios linfáticos, los ganglios linfáticos pueden estar fijos (o no moverse) o el cáncer puede afectar la piel o la pared torácica. No es metastásico (estadio 4).

El tratamiento previo a la cirugía se llama tratamiento prequirúrgico. Puede ser tratamiento sistémico (farmacológico) o radioterapia. El tratamiento sistémico prequirúrgico tiene beneficios.

Sirve para:

- Ayudar a preservar la mama
- Reducir el tumor
- Reducir el tumor para que pueda extirparse con una cirugía menor (tumorectomía)
- Proporcionar información importante sobre cómo responde el tumor al tratamiento, lo cual es muy útil en quienes tienen cáncer de mama triple negativo (TNBC) y HER2+
- Ayudar a elegir tratamientos adyuvantes para quienes tienen HER2+ y TNBC con enfermedad residual
- Dar tiempo para hacer las pruebas genéticas
- Dar tiempo para planificar la reconstrucción mamaria a quienes opten por la mastectomía
- Dar tiempo para que se extirpen menos ganglios linfáticos en el momento de la cirugía
- Darle tiempo para que decida y se prepare para la cirugía

Hay riesgos con cualquier tratamiento. Si bien es poco frecuente, el cáncer todavía puede avanzar durante el tratamiento sistémico prequirúrgico.

Realización de estudios

No todas las personas se beneficiarán del tratamiento prequirúrgico. Si el tratamiento sistémico prequirúrgico es una opción para usted, le realizarán pruebas de sangre y estudios de diagnóstico por imágenes antes de comenzar el tratamiento. Estas pruebas determinarán si su cáncer puede extirparse con cirugía (es operable) o no puede extirparse con cirugía en este momento (no es operable). Las pruebas incluirán la evaluación de los ganglios linfáticos axilares con ecografía y la biopsia de los ganglios linfáticos sospechosos de cáncer.

El tumor es operable

El tratamiento farmacológico anterior a la cirugía se llama tratamiento sistémico prequirúrgico. Esta sección es para un tumor que puede extirparse con cirugía y será tratado con tratamiento prequirúrgico.

Antes de iniciar el tratamiento sistémico prequirúrgico se le realizarán las siguientes pruebas o procedimientos:

- Biopsia mamaria
- Colocación de clips o marcadores para ayudar al cirujano a saber dónde operar en caso de que el tumor desaparezca con el tratamiento prequirúrgico. Los clips se colocan en el momento de la cirugía planificar la radiación.
- Ecografía de los ganglios linfáticos axilares o IRM (si no se ha hecho antes)
- Biopsia de ganglios linfáticos sospechosos con colocación de clips

Tratamiento sistémico

El tratamiento sistémico previo a la cirugía (prequirúrgico) se basa en el estado del receptor de hormonas (HR) y del HER2. Las opciones de tratamiento sistémico son las mismas que para después de la cirugía (adyuvante) que se encuentran en las siguientes páginas.

Cirugía

Las opciones de cirugía dependen de cómo respondió su cáncer al tratamiento prequirúrgico. Una respuesta completa significa que no hay evidencia de cáncer. En una respuesta parcial, el tumor de la mama o los ganglios linfáticos se redujo en tamaño. La tumorectomía o mastectomía son opciones que dependen del tamaño y la ubicación del tumor. Después de la cirugía, la mayoría recibirán tratamiento sistémico y radioterapia.

El tumor no es operable

Si las pruebas iniciales demuestran que el tumor no puede extirparse por completo con cirugía (no es operable), recibirá tratamiento sistémico prequirúrgico. Hable con su médico sobre qué tipos de tratamiento prequirúrgico son adecuados para usted.

Durante y después del tratamiento prequirúrgico, le realizarán pruebas para monitorear el tratamiento. Si el tumor o la carga del cáncer se reducen, hay posibilidades de que pueda hacerse una cirugía.

- Si la cirugía es posible, las opciones son una tumorectomía o una mastectomía. Ambas opciones consideran la estadificación de los ganglios linfáticos axilares (ALN). Después de la cirugía, un anatomopatólogo estudiará el tejido y los ganglios linfáticos extirpados para determinar el estadio anatomopatológico. Después de la cirugía podrán recibir tratamiento sistémico y radioterapia.
- Si el tumor no se reduce lo suficiente como para poder extirparlo con cirugía, recibirá más tratamiento sistémico y/o radioterapia.

Tratamiento adyuvante

Muchas personas reciben tratamiento después de la cirugía. El tratamiento posterior a la cirugía se llama tratamiento adyuvante. El tratamiento adyuvante se basa en el tamaño del tumor, si queda cáncer (enfermedad residual) y si se encuentra cáncer en los ganglios linfáticos. Una respuesta completa significa que no hay evidencia de cáncer.

Su tumor se volverá a estadificar después del tratamiento prequirúrgico. La estadificación se realizará observando el tejido extirpado durante la cirugía. Esto se denomina estadio anatomopatológico o estadio quirúrgico. Podría verse así: ypT0N0. La "y" significa que recibió tratamiento prequirúrgico.

ER+ y/o PR+ se denomina a los cánceres con receptores de hormonas positivos (HR+). A menudo se trata con tratamiento hormonal adyuvante. El tratamiento dirigido a HER2 se usa para tratar el cáncer HER2+. Los tratamientos sistémicos podrían usarse solos o en combinación con otros. Cuando se usa quimioterapia, se administra antes del tratamiento hormonal. Pregúntele a su médico oncólogo por qué podría preferirse un tratamiento sobre otro para su tipo de cáncer.

En el caso de mujeres que cursan la menopausia (natural o inducida) con tumores de alto riesgo con ganglios negativos o positivos, podría administrarse un tratamiento para el fortalecimiento de los huesos con el objeto de reducir el riesgo de metástasis a distancia.

Guía 9
Opciones de tratamiento adyuvante dirigido a HER2 (HER2+)

Opciones recomendadas	• Paclitaxel y trastuzumab • Docetaxel, carboplatino y trastuzumab (TCH) • Docetaxel, carboplatino, trastuzumab y pertuzumab (TCHP) • Completar hasta un año de tratamiento dirigido a HER2 con trastuzumab. Puede agregarse pertuzumab.
Otras recomendaciones	• Doxorrubicina con ciclofosfamida seguidas de docetaxel más trastuzumab • Doxorrubicina con ciclofosfamida seguidas de docetaxel más trastuzumab y pertuzumab
Útil en algunos casos	• Docetaxel, ciclofosfamida y trastuzumab • Doxorrubicina y ciclofosfamida seguidas de paclitaxel más trastuzumab • Doxorrubicina y ciclofosfamida seguidas de docetaxel más paclitaxel, trastuzumab y pertuzumab • Neratinib • Paclitaxel más trastuzumab y pertuzumab • Ado-trastuzumab emtansina (TDM-1)

Nota: Un biosimilar aprobado por la FDA podría utilizarse por trastuzumab.

HR+ con HER2-

ER+ y/o PR+ se denomina a los cánceres con receptores de hormonas positivos (HR+). Se trata con tratamiento hormonal adyuvante. En algunos casos se puede agregar olaparib.

HR- con HER2+

ER- y/o PR- se denomina a los cánceres con receptores de hormonas negativos (HR-). Dado que este cáncer es HER2+, se trata con tratamiento dirigido.

En la Guía 9 puede encontrar una lista de todas las opciones de tratamiento dirigido a HER2.

- Si no queda nada de la enfermedad después del tratamiento prequirúrgico, recibirá hasta un año de tratamiento dirigido a HER2 con trastuzumab solo o junto con pertuzumab
- Si la enfermedad permanece en la mama o hay cáncer en los ganglios linfáticos (ganglios positivos), recibirá ado-trastuzumab emtansina. Si se interrumpe el tratamiento con ado-trastuzumab emtansina por toxicidad, recibirá trastuzumab solo o junto con pertuzumab para completar un año de tratamiento.

HR+ con HER2+

El cáncer con receptores de hormonas positivos (HR+) y HER2+ también se llama cáncer de mama triple positivo. Se encuentran receptores de HER2, estrógeno y/o progesterona. Se trata con tratamiento dirigido a HER2 y tratamiento hormonal.

En la Guía 9 puede encontrar una lista de todas las opciones de tratamiento dirigido a HER2.

- Si no queda nada de la enfermedad después del tratamiento prequirúrgico, recibirá tratamiento hormonal y hasta un año de tratamiento dirigido a HER2 con trastuzumab solo o junto con pertuzumab.
- Si la enfermedad permanece o hay cáncer en los ganglios linfáticos (ganglios positivos), recibirá ado-trastuzumab emtansina. Si se interrumpió el tratamiento con ado-trastuzumab emtansina por toxicidad, recibirá trastuzumab solo o junto con pertuzumab para completar un año de tratamiento. Se agregará tratamiento hormonal.

Cáncer de mama triple negativo

En el cáncer de mama triple negativo (TNBC), el tumor es negativo para HER2, receptores de estrógeno y receptores de progesterona. Se escribe como ER- y/o PR- con HER2-. Este cáncer no responde al tratamiento hormonal o al tratamiento dirigido a HER2. Se trata con quimioterapia y otros tratamientos sistémicos que se encuentran en la Guía 10.

- Si no queda enfermedad después del tratamiento prequirúrgico y tiene un alto riesgo de reaparición del cáncer, se le administrará pembrolizumab (si se le administró un régimen que contenía pembrolizumab antes de la cirugía).
- Si la enfermedad permanece o hay cáncer en los ganglios linfáticos (ganglios positivos), recibirá capecitabina. Olaparib puede administrarse si se encuentra la mutación *BRCA1* o *BRCA2*. Pembrolizumab es una opción si el régimen que contiene pembrolizumab se administró antes de la cirugía.

Guía 10
Opciones de tratamiento sistémico adyuvante: HER2-

Opciones recomendadas	• Doxorrubicina y ciclofosfamida seguidas de paclitaxel • Docetaxel y ciclofosfamida (TC) • Olaparib, en caso de que haya mutaciones en la línea germinal de *BRCA1* o *BRCA2*
	• Cáncer de mama triple negativo (TNBC) de alto riesgo: Tratamiento prequirúrgico con pembrolizumab más carboplatino y paclitaxel, seguido de tratamiento prequirúrgico con pembrolizumab y ciclofosfamida más doxorrubicina o epirubicina, seguido de pembrolizumab adyuvante • En caso de TNBC y enfermedad residual después del tratamiento prequirúrgico con quimioterapia basada en taxanos, alquiladores y antraciclinas, luego capecitabina
Otras recomendaciones	• Doxorrubicina y ciclofosfamida seguidas de docetaxel • Epirubicina y ciclofosfamida (EC) • Docetaxel, doxorrubicina y ciclofosfamida (TAC)
	Sólo en ciertos casos de TNBC: • Paclitaxel más carboplatino • Docetaxel más carboplatino (sólo en el entorno prequirúrgico)
Útil en algunos casos	• Doxorrubicina y ciclofosfamida • Ciclofosfamida, metotrexato y fluorouracilo (CMF) • Doxorrubicina y ciclofosfamida seguidas de paclitaxel • Capecitabina (tratamiento de mantenimiento para el TNBC después de la quimioterapia adyuvante)

Tratamiento hormonal adyuvante

El tratamiento hormonal adyuvante se usa para tratar el cáncer de mama con receptores de hormonas positivos (HR+). Se trata de un cáncer positivo para los receptores de estrógeno (ER+) y/o los receptores de progesterona (PR+). El tratamiento hormonal bloquea el estrógeno y la progesterona para tratar el cáncer de mama HR+. Esto puede ralentizar el crecimiento del tumor o reducir su tamaño durante un período de tiempo. También podría ayudar a prevenir el riesgo de reaparición del cáncer. El tratamiento hormonal se utiliza a menudo con otros tratamientos sistémicos.

En la Guía 11 puede encontrar una lista de todas las opciones de tratamiento hormonal adyuvante.

Guía 11
Tratamiento hormonal adyuvante

Premenopausia en el momento del diagnóstico	• Tamoxifeno solo por 5 años • Tamoxifeno durante 5 años con supresión o ablación ovárica →	• Después de 5 años, si está en etapa de posmenopausia, un inhibidor de la aromatasa durante 5 años o considere tamoxifeno durante otros 5 años (para un total de 10 años con tamoxifeno)
		• Después de 5 años, si todavía está en etapa de premenopausia, considere tamoxifeno durante otros 5 años (durante un total de 10 años con tamoxifeno) o suspenda el tratamiento hormonal
	• Inhibidor de la aromatasa durante 5 años con supresión o ablación ovárica, luego considerar un inhibidor de la aromatasa durante 3 a 5 años más	
Menopausia en el momento del diagnóstico	• Inhibidor de la aromatasa durante 5 años, luego considere el inhibidor de la aromatasa durante 3 a 5 años más • Inhibidor de la aromatasa durante 2 a 3 años, luego tamoxifeno hasta completar 5 años en total de tratamiento hormonal • Tamoxifeno durante 2 a 3 años, luego un inhibidor de la aromatasa hasta completar 5 años de tratamiento hormonal • Tamoxifeno durante 2 a 3 años, luego hasta 5 años de un inhibidor de la aromatasa	
	• Tamoxifeno durante 4,5 a 6 años, luego un inhibidor de la aromatasa durante 5 años o considere tamoxifeno durante otros 5 años (para un total de 10 años con tamoxifeno)	
	• Para quienes que no pueden o no quieren recibir inhibidores de la aromatasa, indicar tamoxifeno durante 5 años o considerar tamoxifeno hasta por 10 años	

Tratamiento de seguimiento

Después del tratamiento, pasará a la atención de seguimiento. Durante este tiempo, se controlará su salud para determinar los efectos secundarios del tratamiento y la reaparición del cáncer. Esto es parte de su plan de atención de supervivencia. Es importante que no falte a las visitas de seguimiento al médico y a las citas para los estudios de diagnóstico por imágenes y que busque una buena atención médica de rutina, incluidas las visitas regulares al médico para atención preventiva y estudios de detección del cáncer.

Informe a su médico si tiene cualquier síntoma, como dolor de cabeza o de huesos. Se pueden controlar los efectos secundarios. Continúe tomando todos los medicamentos, como el tratamiento hormonal, exactamente como se le recetó y no olvide ni omita ninguna dosis.

Debería recibir un plan de atención de supervivencia personalizado, que incluye un resumen de los posibles efectos a largo plazo del tratamiento y enumera las pruebas de seguimiento. Consulte cómo coordinará su proveedor de atención primaria con los especialistas para su atención de seguimiento.

Puede encontrar información sobre la atención de seguimiento en la Guía 12.

Guía 12 Tratamiento de seguimiento
Antecedentes médicos y examen físico 1 a 4 veces al año según sea necesario durante 5 años, luego todos los años
Detección de cambios en los antecedentes familiares
Pruebas genéticas y derivación a asesoramiento genético según sea necesario
Control de linfedema y derivación para tratamiento del linfedema según sea necesario
Mamografía cada 12 meses (no es necesario en la mama reconstruida)
Pruebas de corazón, según sea necesario
Si hay signos y síntomas de metástasis, análisis de sangre y estudios de diagnóstico por imágenes
Si está recibiendo tratamiento hormonal, continúe recibiendo tratamiento hormonal. No olvide ni omita ninguna dosis.
Examen ginecológico anual para quienes reciben tamoxifeno
Pruebas de densidad ósea para las personas que reciben un inhibidor de la aromatasa o que posteriormente presentan insuficiencia ovárica
Mantenga un peso ideal, sea activo, consuma una dieta saludable, haga ejercicio, limite el consumo de alcohol y deje de fumar

Puntos clave

- En el cáncer de mama en estadio 3, el cáncer puede ser grande y estar en los ganglios linfáticos, los ganglios linfáticos pueden estar fijos (o no moverse) o el cáncer puede afectar la piel o la pared torácica. No es metastásico.
- El tratamiento previo a la cirugía se llama tratamiento prequirúrgico. Puede ser tratamiento sistémico o radioterapia. El objetivo del tratamiento es reducir el tamaño del tumor antes de la cirugía.
- El tratamiento sistémico posterior a la cirugía se llama tratamiento adyuvante. El tratamiento adyuvante se basa en cómo respondió el tumor al tratamiento prequirúrgico.
- Todo el tratamiento se basa en si el tumor tiene receptores de HER2, estrógeno y/o progesterona.
- En las pruebas del cáncer de mama con receptores de hormonas positivos (HR+) se encuentran receptores de hormonas de estrógeno y/o progesterona en el tumor.
- El cáncer de mama HR+ se trata con tratamiento hormonal.
- El cáncer de mama HER2 positivo (HER2+) se trata con tratamiento dirigido a HER2.
- Es importante que no falte a las visitas de seguimiento y a las citas para los estudios de diagnóstico por imágenes. Busque una buena atención médica de rutina, incluso atención preventiva y estudios de detección de cáncer. Continúe tomando todos los medicamentos como se le recetaron.

Sus preferencias sobre el tratamiento siempre son importantes. Hable con su equipo de atención y hágale saber cuáles son sus deseos.

8
Recurrencia

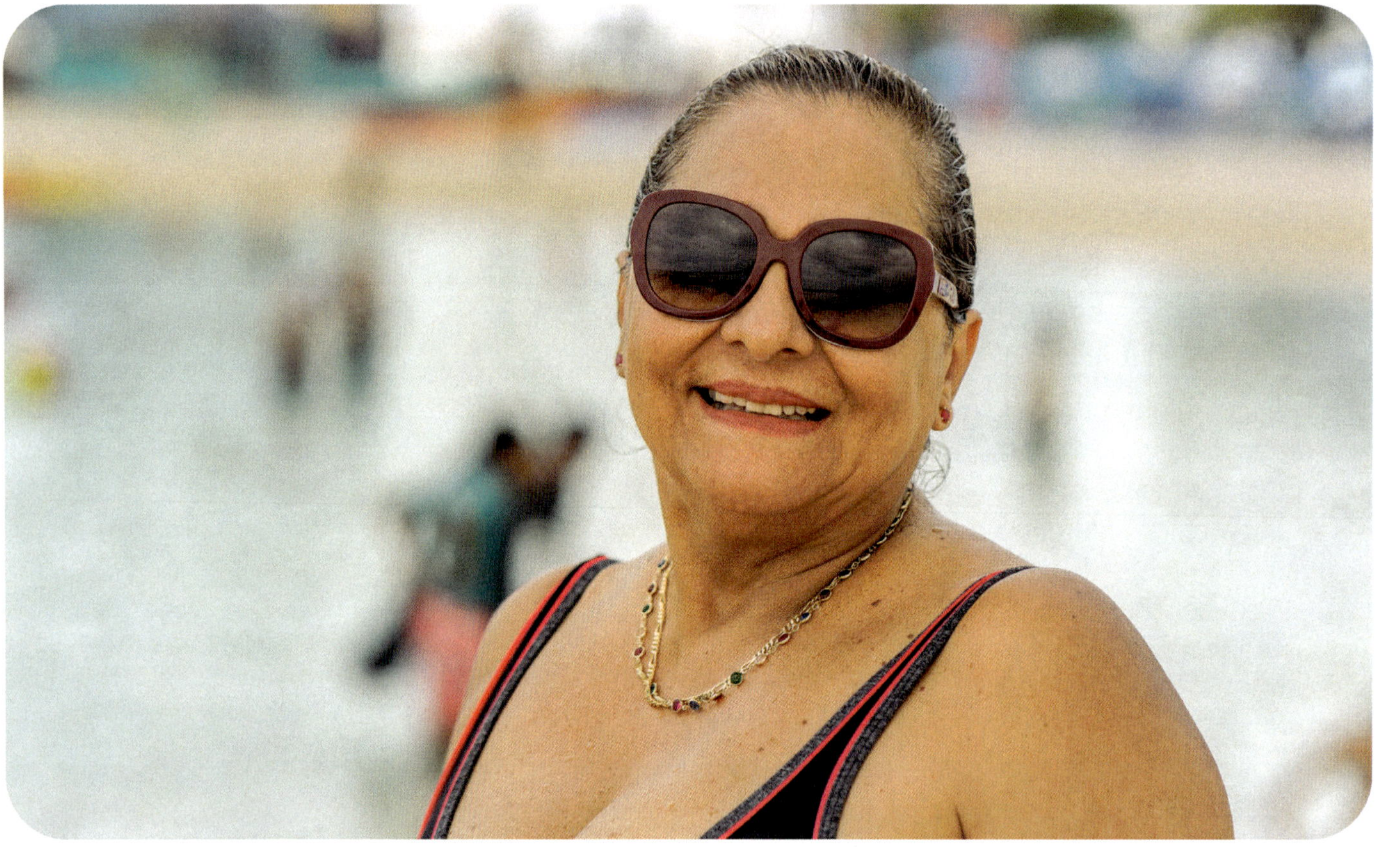

Cuando el cáncer reaparece, se denomina recurrencia. El tratamiento se basa en los tipos de tratamiento que recibió antes. Juntos, usted y su médico elegirán el plan de tratamiento que sea mejor para usted.

Descripción general

El cáncer de mama puede reaparecer en 3 lugares:

- Puede reaparecer en la mama que tuvo cáncer antes. Esto se llama recurrencia local.
- Puede reaparecer en los ganglios linfáticos axilares o en los ganglios linfáticos que se encuentran en o cerca de la mama. Esto se denomina recurrencia regional.
- Puede reaparecer en otras partes distantes del cuerpo. Esto se llama cáncer de mama metastásico.

Este capítulo presenta las opciones de tratamiento para la recurrencia local y regional.

Cuando el cáncer de mama se extendió a partes distantes del cuerpo, se llama cáncer de mama metastásico.

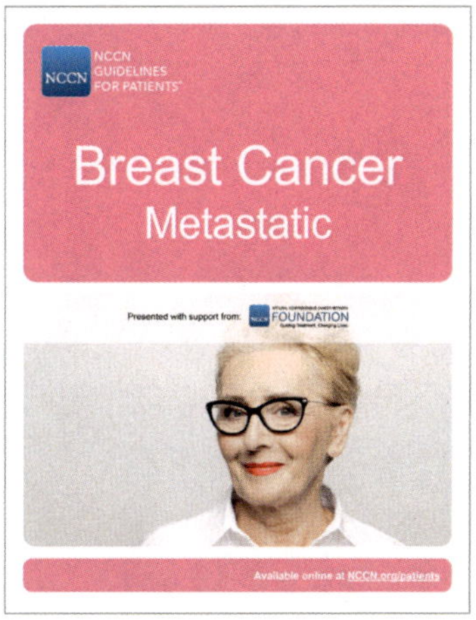

Consulte más información en *NCCN Guidelines for Patients: Cáncer de mama – metastásico* disponible en nccn.org/patientguidelines.

Pruebas

Se le harán pruebas para saber más sobre su cáncer. Muchas de las pruebas que le hicieron cuando le dieron el diagnóstico por primera vez se repetirán. Este procedimiento se llama reestadificación. Es posible que le hagan estudios como una IRM de cerebro o columna vertebral en función de sus síntomas. En la Guía 13, puede encontrar los estudios en caso de recurrencia.

Tratamiento

El tratamiento se basa en el lugar donde volvió el cáncer y en qué tipo de tratamiento recibió antes. Es posible que trate con cirugía seguida de radioterapia (RT) y terapia sistémica. Las opciones de tratamiento sistémico y hormonal se basarán en el estado de los receptores de hormonas (HR) del tumor, el estado de HER2 y los tratamientos anteriores administrados durante el tratamiento inicial del cáncer. Siempre se administrará el tratamiento complementario. El tratamiento complementario tiene como objetivo aliviar los efectos secundarios, como el dolor, y mejorar la calidad de vida.

Solo local

El tratamiento para una recurrencia local se basa en si el primer tratamiento fue una cirugía conservadora de la mama (tumorectomía) con radioterapia o una mastectomía con o sin radioterapia (RT). Podría ser una opción hacer otra cirugía. Sin embargo, si recibió RT antes, es posible que no pueda volver a recibirla en la misma zona.

Solo regional

Si la recurrencia regional está en o cerca de la axila, la cirugía para extirpar el tumor podría ser una opción antes de la RT. El tratamiento sistémico podría administrarse antes de la cirugía para ayudar a reducir la carga de la enfermedad.

Tanto local como regional

El cáncer que es tanto local como regional podría denominarse recurrencia locorregional. El tratamiento para una recurrencia locorregional es cirugía y RT cuando sea posible. Algunas personas reciben tratamiento sistémico o RT si la cirugía no es posible.

Irresecable

Un tumor irresecable no se puede extirpar con cirugía. Se trata con tratamiento sistémico. Para el tratamiento de enfermedad recurrente con tumor irresecable, consulte *NCCN Guidelines for Patients: Cáncer de mama – metastásico* disponible en nccn.org/patientguidelines.

Guía 13 Posibles pruebas: Recurrencia
Antecedentes médicos y examen físico
Hable sobre los objetivos del tratamiento, participe en una toma de decisiones compartida y documente el curso de la atención recibida
Hemograma completo (CBC) y panel metabólico completo (incluidas pruebas de función hepática y fosfatasa alcalina)
TC de tórax de diagnóstico con o sin contraste
TC con contraste de abdomen con o sin pelvis (se puede hacer una IRM con contraste en su lugar)
IRM de cerebro con contraste en caso de sospecha de síntomas en el sistema nervioso central (SNC)
IRM de columna vertebral con contraste en caso de dolor de espalda o síntomas de compresión de la médula
Gammagrafía ósea o TEP/TC con fluoruro de sodio, de ser necesario
TEP/TC FDG, en caso de ser necesario
Radiografías de huesos sintomáticos y huesos largos y que soportan peso que se ven anormales en la gammagrafía ósea
Biopsia de tumor o metástasis y prueba de biomarcadores
Determinar el estado del tumor, inclusive: • el estado del receptor de estrógeno (ER) y del receptor de progesterona (PR) • el estado de HER2
Asesoramiento genético en caso de riesgo de cáncer de mama hereditario
Evaluar el malestar emocional

Puntos clave

- Cuando el cáncer reaparece, se denomina recurrencia.
- El cáncer que reaparece en la mama que tuvo cáncer antes se llama recurrencia local.
- El cáncer que reaparece en los ganglios linfáticos axilares o en los ganglios linfáticos que se encuentran en o cerca de la mama se denomina recurrencia regional.
- El cáncer que reaparece en partes distantes del cuerpo se llama cáncer de mama metastásico.
- El tratamiento se basa en el lugar donde volvió el cáncer y en qué tipo de tratamiento recibió antes.
- Es posible que trate con cirugía seguida de radioterapia y terapia sistémica. Las opciones de tratamiento sistémico y tratamiento hormonal se basarán en el estado de los receptores de hormonas y del HER2, así como en las mutaciones encontradas.
- Siempre se administrará el tratamiento complementario. El tratamiento complementario tiene como objetivo aliviar los efectos secundarios, como el dolor, y mejorar la calidad de vida.
- Un tumor irresecable no se puede extirpar con cirugía. La enfermedad recurrente irresecable se trata como enfermedad metastásica con tratamiento sistémico.
- Puede encontrar más información sobre recurrencia en *NCCN Guidelines for Patients*: *Cáncer de mama – metastásico* disponible en nccn.org/patientguidelines.

El propósito del tratamiento complementario es prevenir, reducir y aliviar los efectos secundarios y mejorar la calidad de vida.

9
Cáncer de mama inflamatorio

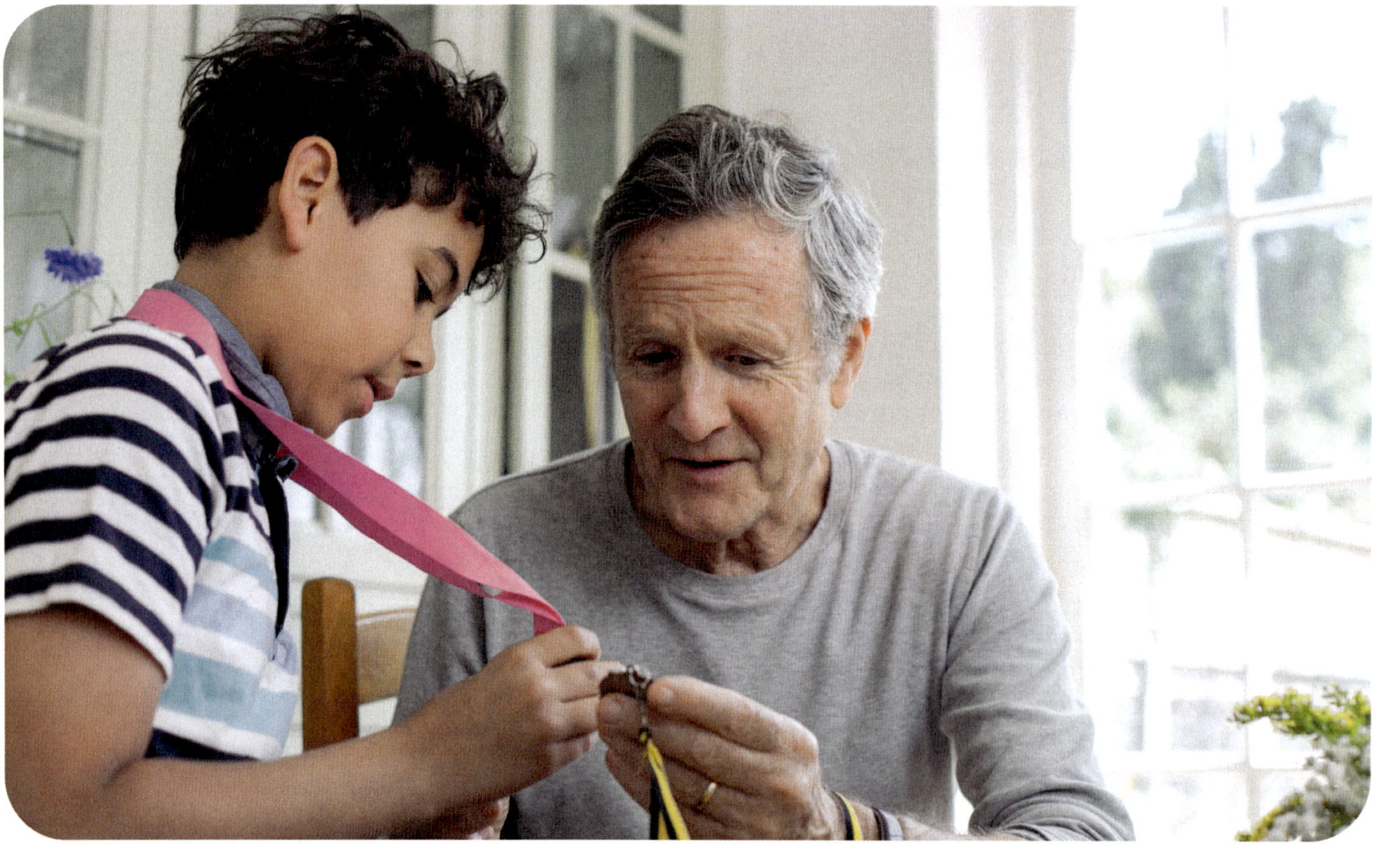

El cáncer de mama inflamatorio (IBC) es un cáncer poco frecuente y agresivo que bloquea los vasos linfáticos en la piel de la mama. Esto hace que la mama se vea roja e hinchada y se sienta caliente al tacto. Se trata con un tratamiento sistémico para reducir el tamaño del tumor, seguido de una cirugía para extirpar la mama y los ganglios linfáticos y luego radiación. Juntos, usted y su médico elegirán el plan de tratamiento que sea mejor para usted.

Descripción general

La mayoría de los cánceres de mama inflamatorios (IBC) son carcinomas ductales invasivos. Esto significa que el cáncer comenzó en las células que recubren los conductos lácteos y se diseminó al tejido circundante. En el momento del diagnóstico, el cáncer de mama inflamatorio es una enfermedad en estadio 3 o 4. En el estadio 3, el cáncer puede estar en los ganglios linfáticos cercanos. En el estadio 4, el cáncer se encuentra en los ganglios linfáticos cercanos y se extendió a otras partes del cuerpo (hizo metástasis).

Dado que el cáncer de mama inflamatorio se extiende rápidamente, empieza a tratarse con tratamiento sistémico para detener la extensión del cáncer. Si el cáncer responde al tratamiento, se realizará una cirugía para extirpar la mama y los ganglios linfáticos (mastectomía radical modificada). A continuación, se aplica radiación a la pared torácica. Si desea una reconstrucción mamaria después de una mastectomía con radiación, la reconstrucción mamaria diferida es una opción. La radiación puede retardar el proceso de curación. Por lo tanto, se recomienda la reconstrucción una vez terminada la radiación.

Al igual que otros cánceres de mama, el cáncer de mama inflamatorio puede presentarse en quienes fueron asignados hombres al nacer.

Pruebas

El cáncer de mama inflamatorio puede ser difícil de diagnosticar. A menudo, no hay ningún bulto que pueda palparse durante un examen de mama o que se pueda ver en una mamografía. Dado que hay hinchazón y enrojecimiento de la mama, el cáncer de mama inflamatorio se puede parecer a una infección y, por lo tanto, es difícil de diagnosticar. A menudo, se realiza una biopsia de la piel afectada para diagnosticar el tumor.

Se le realizarán análisis de sangre, estudios de diagnóstico por imágenes y una biopsia del tumor para estadificar el cáncer. Se analizará la muestra de la biopsia para detectar la presencia de receptores de hormonas (de estrógeno y progesterona) y HER2. El tratamiento se basará en estos hallazgos.

Las pruebas de diagnóstico por imágenes y estadificación pueden ser:

- Una mamografía de diagnóstico bilateral y una ecografía de la mama y los ganglios linfáticos regionales (cercanos)
- Una TC, una IRM o una exploración por TEP/TC y una gammagrafía ósea para ver si el cáncer se extendió a otras partes del cuerpo antes de iniciar los tratamientos

En la Guía 14, puede encontrar los estudios para el cáncer de mama inflamatorio.

Guía 14
Posibles pruebas: Cáncer de mama inflamatorio (IBC)

Antecedentes médicos y examen físico por parte de un equipo multidisciplinario
Hemograma completo (CBC) y panel metabólico completo (incluidas pruebas de función hepática y fosfatasa alcalina)
Biopsia con revisión anatomopatológica
Determinar el estado del tumor, inclusive: • el estado del receptor de estrógeno (ER) y del receptor de progesterona (PR) • el estado de HER22
Asesoramiento sobre fertilidad si es premenopáusica
Asesoramiento genético en caso de riesgo de cáncer de mama hereditario
Mamografía de diagnóstico bilateral
Ecografía según sea necesario
TC de tórax con o sin contraste
TC con contraste de abdomen con o sin pelvis (se puede hacer una IRM con contraste en su lugar)
Gammagrafía ósea o TEP/TC FDG
Resonancia magnética de mama, de ser necesario

Tratamiento

El tratamiento para el cáncer de mama inflamatorio comienza con el tratamiento sistémico prequirúrgico. El tratamiento prequirúrgico es el tratamiento previo a la cirugía. Se basa en si el tumor es positivo para HER2 (HER2+) o negativo para HER2 (HER2-).

HER2-

Para el cáncer HER2-, el tratamiento preferido es una antraciclina con un taxano. Estos son tipos de quimioterapia. Las antraciclinas incluyen doxorrubicina y epirubicina. Docetaxel, paclitaxel y paclitaxel unido a albúmina también son taxanos.

HER2+

El cáncer de mama inflamatorio a menudo produce cantidades de HER2 superiores a las normales. Si el tumor es HER2+, debería administrarse el tratamiento dirigido a HER2 como tratamiento sistémico prequirúrgico. En la Guía 15 puede encontrar una lista de todas las opciones de tratamiento sistémico para HER2+.

Guía 15
Opciones de tratamiento sistémico: HER2+

Opciones recomendadas	• Paclitaxel y trastuzumab • Docetaxel, carboplatino y trastuzumab (TCH) • Docetaxel, carboplatino, trastuzumab y pertuzumab (TCHP) • Completar hasta un año de tratamiento dirigido a HER2 con trastuzumab. Puede agregarse pertuzumab.
Otras recomendaciones	• Doxorrubicina con ciclofosfamida seguidas de docetaxel más trastuzumab • Doxorrubicina con ciclofosfamida seguidas de docetaxel más trastuzumab y pertuzumab
Útil en algunos casos	• Docetaxel, ciclofosfamida y trastuzumab • Doxorrubicina y ciclofosfamida seguidas de paclitaxel más trastuzumab • Doxorrubicina y ciclofosfamida seguidas de docetaxel más paclitaxel, trastuzumab y pertuzumab • Neratinib • Paclitaxel más trastuzumab y pertuzumab • Ado-trastuzumab emtansina (TDM-1)

Nota: Un biosimilar aprobado por la FDA podría utilizarse por trastuzumab.

Respuesta al tratamiento

El siguiente tratamiento se basa en cómo respondió el tumor al tratamiento sistémico prequirúrgico. Se llama tratamiento prequirúrgico (antes de la cirugía) porque el objetivo es la cirugía, cuando sea posible. El tratamiento sistémico posterior a la cirugía se llama tratamiento adyuvante.

Se debe realizar un examen físico y estudios de diagnóstico por imágenes para evaluar cómo respondió el cáncer al tratamiento sistémico prequirúrgico. El tratamiento se basará en si el tumor se reduce y si la cirugía es posible o si el tumor no se reduce lo suficiente como para poder extirparlo con cirugía.

Guía 16
Tratamiento hormonal adyuvante

Premenopausia en el momento del diagnóstico	• Tamoxifeno solo por 5 años • Tamoxifeno durante 5 años con supresión o ablación ovárica →	• Después de 5 años, si está en etapa de posmenopausia, un inhibidor de la aromatasa durante 5 años o considere tamoxifeno durante otros 5 años (para un total de 10 años con tamoxifeno)
		• Después de 5 años, si todavía está en etapa de premenopausia, considere tamoxifeno durante otros 5 años (durante un total de 10 años con tamoxifeno) o suspenda el tratamiento hormonal
	• Inhibidor de la aromatasa durante 5 años con supresión o ablación ovárica. Entonces considere un inhibidor de la aromatasa durante 3 a 5 años más	
Menopausia en el momento del diagnóstico	• Inhibidor de la aromatasa durante 5 años, luego considere el inhibidor de la aromatasa durante 3 a 5 años más • Inhibidor de la aromatasa durante 2 a 3 años, luego tamoxifeno hasta completar 5 años en total de tratamiento hormonal • Tamoxifeno durante 2 a 3 años, luego un inhibidor de la aromatasa hasta completar 5 años de tratamiento hormonal • Tamoxifeno durante 2 a 3 años, luego hasta 5 años de un inhibidor de la aromatasa	
	• Tamoxifeno durante 4,5 a 6 años, luego un inhibidor de la aromatasa durante 5 años o considere tamoxifeno durante otros 5 años (para un total de 10 años con tamoxifeno)	
	• Para quienes que no pueden o no quieren recibir inhibidores de la aromatasa, indicar tamoxifeno durante 5 años o considerar tamoxifeno hasta por 10 años	

La cirugía es una opción

Si el tumor se redujo lo suficiente como para que la cirugía sea posible, la opción recomendada es una mastectomía total con disección de ganglios linfáticos axilares de nivel I y II. Puede optar por una reconstrucción mamaria diferida como parte de la mastectomía. La radioterapia (RT) es parte de este tratamiento.

Después de la mastectomía y la RT, terminará con la quimioterapia en caso de que no haya completado el ciclo antes de la cirugía. Si el tumor es ER+ y/o PR+, recibirá tratamiento hormonal. El tratamiento hormonal se usa para tratar tumores que son receptor de estrógeno positivo (ER+) y/o receptor de progesterona positivo (PR+).

Si el tumor es HER2+, recibirá hasta un año de tratamiento dirigido a HER2. Dicho tratamiento se puede administrar con RT y tratamiento hormonal.

Para ver la lista de los tratamientos sistémicos dirigidos a HER2+, consulte la Guía 15.

Para ver la lista de los tratamientos hormonales adyuvantes, consulte la Guía 16.

La cirugía no es una opción

La cirugía no siempre es posible. Aunque es posible que la cirugía no sea una opción, deberá continuar con el tratamiento sistémico. Si el cáncer no responde al tratamiento sistémico, se puede considerar la radiación para tratar de lograr que el cáncer sea resecable (que pueda extraerse con cirugía). El objetivo del tratamiento es reducir la cantidad de cáncer. Hable con su médico sobre sus objetivos y preferencias para el tratamiento. Sus deseos siempre son importantes.

Para ver la lista de los tratamientos sistémicos dirigidos a HER2+, consulte la Guía 15.

Para ver la lista de los tratamientos sistémicos para HER2-, consulte la Guía 17.

Guía 17
Opciones de tratamiento sistémico: HER2-

Opciones recomendadas	• Doxorrubicina y ciclofosfamida seguidas de paclitaxel • Docetaxel y ciclofosfamida (TC) • Olaparib, en caso de que haya mutaciones en la línea germinal de *BRCA1* o *BRCA2*
	• Cáncer de mama triple negativo (TNBC) de alto riesgo: Tratamiento prequirúrgico con pembrolizumab más carboplatino y paclitaxel, seguido de tratamiento prequirúrgico con pembrolizumab y ciclofosfamida más doxorrubicina o epirubicina, seguido de pembrolizumab adyuvante • En caso de TNBC y enfermedad residual después del tratamiento prequirúrgico con quimioterapia basada en taxanos, alquiladores y antraciclinas, luego capecitabina
Otras recomendaciones	• Doxorrubicina y ciclofosfamida seguidas de docetaxel • Epirubicina y ciclofosfamida (EC) • Docetaxel, doxorrubicina y ciclofosfamida (TAC)
	Sólo en ciertos casos de TNBC: • Paclitaxel más carboplatino • Docetaxel más carboplatino (sólo en el entorno prequirúrgico)
Útil en algunos casos	• Doxorrubicina y ciclofosfamida • Ciclofosfamida, metotrexato y fluorouracilo (CMF) • Doxorrubicina y ciclofosfamida seguidas de paclitaxel • Capecitabina (tratamiento de mantenimiento para el TNBC después de la quimioterapia adyuvante)

Puntos clave

- En cáncer de mama inflamatorio (IBC), las células cancerosas bloquean los vasos linfáticos en la piel de la mama. Esto hace que la mama se vea roja e hinchada y se sienta caliente al tacto.
- El cáncer de mama inflamatorio se trata con un tratamiento sistémico para reducir el tamaño del tumor, seguido de una cirugía para extirpar el tumor y luego radiación. La cirugía no siempre es posible. Aunque es posible que la cirugía no sea una opción, deberá continuar con el tratamiento sistémico.
- El tratamiento se basa en los análisis de sangre, los estudios de diagnóstico por imágenes y una biopsia para estadificar el cáncer. La muestra de la biopsia se analizará para detectar la presencia de receptores de hormonas y HER2.
- El cáncer de mama inflamatorio a menudo produce cantidades de HER2 superiores a las normales. Si el tumor es HER2+, debe administrarse el tratamiento dirigido a HER2 como tratamiento sistémico prequirúrgico.
- El tratamiento hormonal se usa para tratar tumores que son receptor de estrógeno positivo (ER+) y/o receptor de progesterona positivo (PR+).
- El tratamiento sistémico administrado después de la cirugía se llama tratamiento adyuvante. Después de la cirugía se puede administrar un tratamiento sistémico adyuvante para reducir la probabilidad de recurrencia del cáncer.

¿Necesita ayuda para pagar los medicamentos o el tratamiento?

Pregúntele a su equipo de atención las opciones con las que cuenta.

10

Toma de decisiones acerca del tratamiento

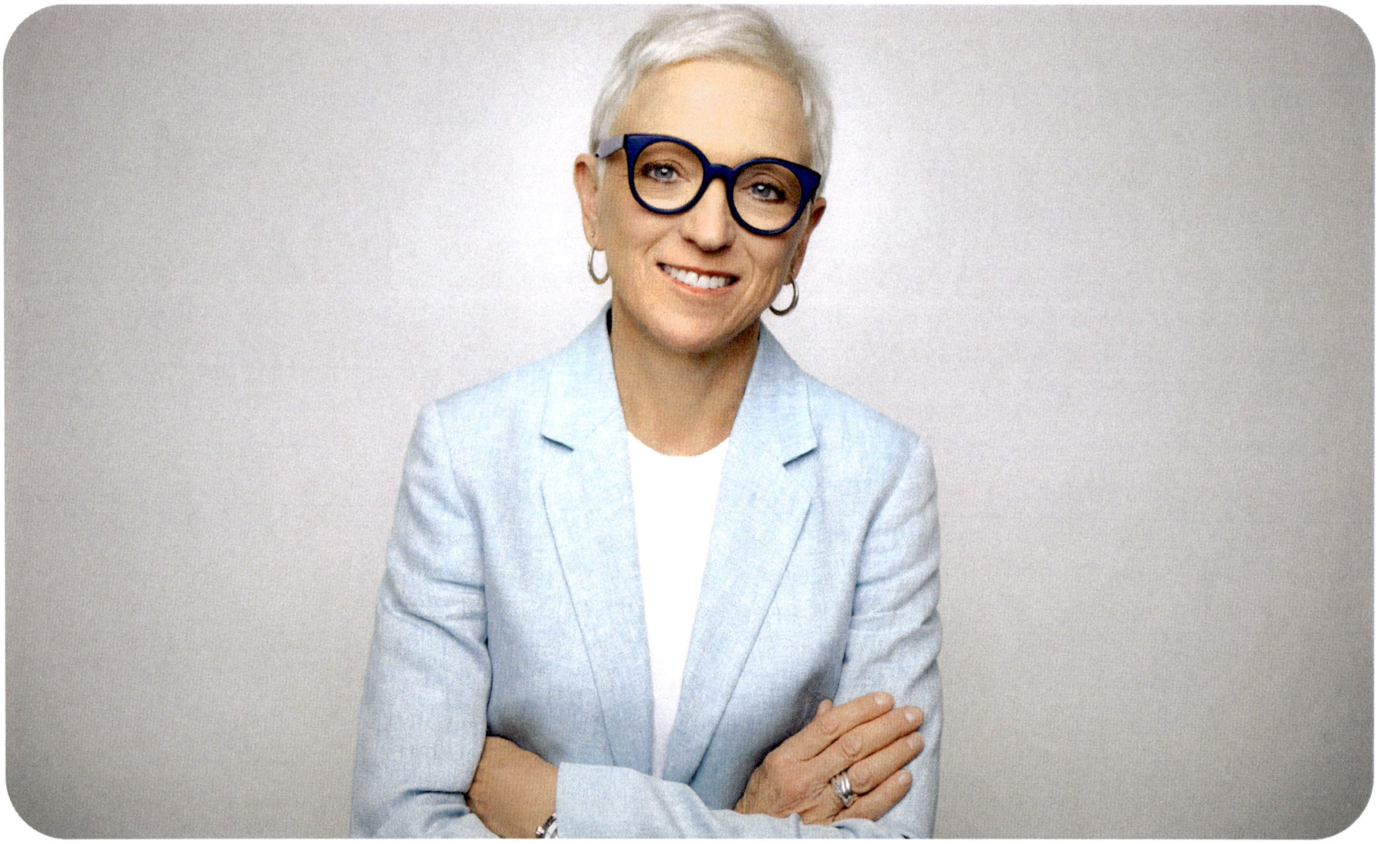

Es importante sentirse cómodo con el tratamiento del cáncer que elija. Esta elección comienza cuando tiene una conversación franca y honesta con su médico.

Es su decisión

En el caso de compartir la toma de decisiones, sus médicos y usted comparten información, conversan sobre las opciones y se ponen de acuerdo sobre un plan de tratamiento. Esto comienza con una conversación franca y honesta entre usted y su médico.

Las decisiones sobre el tratamiento son muy personales. Lo que es importante para usted puede no serlo para otra persona.

Algunas cosas que pueden afectar su toma de decisiones:

- Lo que deseamos y cómo lo deseamos puede ser diferente a lo que desean los demás
- Sus creencias religiosas y espirituales
- Sus sentimientos sobre ciertos tratamientos como la cirugía o la quimioterapia
- Sus sentimientos sobre el dolor o los efectos secundarios como las náuseas y los vómitos
- El costo del tratamiento, el viaje hasta los centros de tratamiento y el tiempo alejado de la escuela o el trabajo
- La calidad de vida y la longevidad
- Que tan activo es y las actividades que son importantes para usted

Piense en lo que desea obtener del tratamiento. Hable francamente de los riesgos y beneficios de los tratamientos y procedimientos específicos. Pondere las opciones y hable de sus inquietudes con su médico. Si se toma el tiempo de entablar una relación con su médico, lo ayudará a sentirse apoyado cuando considere las alternativas y tome decisiones sobre el tratamiento.

Obtener una segunda opinión

Es normal querer comenzar el tratamiento lo antes posible. Si bien el cáncer no puede ignorarse, hay tiempo para que otro médico analice los resultados de sus estudios y sugiera un plan de tratamiento. Esto se llama obtener una segunda opinión y es una parte normal del tratamiento del cáncer. ¡Los médicos también buscan segundas opiniones!

Puede prepararse de la siguiente manera:

- Verifique las normas sobre segundas opiniones de su compañía de seguro. Puede haber costos que usted deberá pagar de su bolsillo por los médicos que no sean parte de su plan de seguro.
- Planifique que le envíen copias de todos sus registros al médico que verá para la segunda opinión.

Grupos de apoyo

Muchas personas con diagnóstico de cáncer consideran que los grupos de apoyo son útiles. Los grupos de apoyo suelen incluir personas en diferentes etapas del tratamiento. Algunas pueden estar recién diagnosticadas, mientras otras pueden haber terminado el tratamiento. Si no hay grupos de apoyo para personas con cáncer en su hospital o en su comunidad, revise los sitios web que aparecen en este libro.

Preguntas para los médicos

En las siguientes páginas hay preguntas que puede hacer a los médicos. No dude en usar estas preguntas o crear las suyas propias. Sea claro sobre sus objetivos para el tratamiento y sepa lo que puede esperar de él.

Preguntas sobre los estudios y el diagnóstico

1. ¿Qué pruebas tendré que hacerme? ¿Con qué frecuencia se repiten? ¿Mi seguro pagará estos estudios?

2. ¿Qué medidas tomará para que me sienta cómodo durante las pruebas?

3. ¿Qué sucede si estoy embarazada o quiero embarazarme?

4. ¿Cuándo me realizarán una biopsia? ¿Me harán más de una? ¿Cuáles son los riesgos?

5. ¿Cómo se realizará la biopsia? ¿Qué más se puede hacer en este momento?

6. ¿Cuándo sabré los resultados y quién me los explicará?

7. ¿Cómo puedo obtener una copia del informe anatomopatológico y de los resultados de los otros estudios?

8. ¿Quién hablará conmigo sobre los próximos pasos? ¿Cuándo?

9. ¿Qué puedo hacer antes de mi próxima cita?

Preguntas para el equipo de atención médica sobre su experiencia

1. ¿Cuál es su experiencia en el tratamiento de este tipo de cáncer?
2. ¿Qué experiencia tienen los integrantes de su equipo?
3. ¿Solo trata el cáncer de mama invasivo? ¿Qué otras enfermedades trata?
4. ¿Cuántos pacientes como yo (de mi misma edad, sexo, raza) ha tratado?
5. ¿Consultará con expertos sobre la atención que recibiré? ¿Con quién consultará?
6. ¿Cuántos procedimientos como el que me sugiere ha realizado?
7. ¿Este tratamiento es una parte importante de su ejercicio profesional?
8. ¿Cuántos de sus pacientes han sufrido complicaciones? ¿Cuáles fueron las complicaciones?
9. ¿Cuántas cirugías de cáncer de mama ha realizado? ¿Qué tipo de cirugías ha realizado? ¿Cuántas al año?
10. ¿Quién se encargará de coordinar mi atención diaria?

Preguntas sobre las alternativas

1. ¿Qué sucederá si no hago nada?
2. ¿De qué manera afectan mis opciones la edad, la salud y otros factores?
3. ¿Qué sucede si estoy embarazada? ¿Qué sucede si planeo quedar embarazada en un futuro próximo?
4. ¿Qué opción se demostró que es la más efectiva para mi cáncer, edad y otros factores de riesgo?
5. ¿Cuáles son las complicaciones y los efectos secundarios posibles?
6. ¿Cómo sabe que el tratamiento funcionó? ¿Cómo voy a saberlo?
7. ¿Qué se puede hacer para evitar o aliviar los efectos secundarios del tratamiento?
8. ¿Este tratamiento tiene efectos secundarios potencialmente mortales? ¿Cómo me controlarán?
9. ¿Soy candidato para un ensayo clínico? ¿Puedo participar en un ensayo clínico en cualquier momento?
10. ¿Hay alguna opción que ofrezca un control del cáncer a largo plazo? ¿Tengo mejores posibilidades con una alternativa que con otra? ¿Consume menos tiempo? ¿Es más económica?
11. ¿Hay algún asistente social o alguien que pueda ayudarme a decidir?
12. ¿Hay algún hospital o centro de tratamiento que pueda recomendar para el tratamiento del cáncer de mama? ¿Puedo ir a un hospital para la cirugía y a un centro diferente para la radioterapia?

Preguntas sobre el tratamiento

1. ¿Cuáles son mis opciones de tratamiento? ¿Cuáles son los beneficios y los riesgos? ¿Qué tratamientos recomienda y por qué?

2. ¿De qué manera mi edad, mi estado funcional, el estadio del cáncer y demás afecciones limitan mis opciones de tratamiento?

3. ¿Es importante el orden del tratamiento?

4. ¿Cuánto tiempo tengo para decidir sobre el tratamiento?

5. ¿Tendré que ir al hospital o a otro lado para el tratamiento? ¿Con qué frecuencia? ¿Cuánto dura cada visita? ¿Debo pasar la noche en el hospital o hacer planes de viaje?

6. ¿Puede elegir cuándo comenzar el tratamiento? ¿Puedo elegir los días y horarios de tratamiento? ¿Debe acompañarme alguien?

7. ¿Cuánto duele el tratamiento? ¿Qué medidas tomará para que me sienta cómodo?

8. ¿Puedo dejar el tratamiento en cualquier momento? ¿Qué sucederá si dejo el tratamiento?

9. ¿Cuánto costará el tratamiento? ¿Qué parte de este tratamiento está cubierta por mi seguro? ¿Hay algún programa que pueda ayudarme a pagar el tratamiento?

10. ¿Voy a faltar al trabajo o la universidad? ¿Podré conducir? ¿Cuándo podré volver a mis actividades normales?

11. ¿Cuáles son las posibilidades de que reaparezca el cáncer después de este tratamiento? ¿Cuál será el tratamiento si regresa?

12. Me gustaría obtener una segunda opinión ¿Me puede recomendar a alguien? ¿Quién puede ayudarme a recabar todos mis registros médicos para buscar una segunda opinión?

Preguntas sobre la cirugía

1. ¿Qué parte de mi mama se extirpará? ¿Qué aspecto tendrá después?
2. ¿Qué otros órganos o tejidos pueden extirparse durante la cirugía? ¿Qué significa este en términos de mi recuperación?
3. ¿A qué tipo de cirugía me someteré? ¿Me harán más de una cirugía?
4. ¿Qué posibilidades hay de que pueda extirpar todo el tumor y que tenga un margen negativo?
5. ¿Cuánto tiempo me tomará recuperarme de la cirugía? ¿Cuándo podré volver a trabajar?
6. ¿Cuánto dolor tendré? ¿Qué se hará para controlar el dolor?
7. ¿Cuál es la probabilidad de que esta cirugía acorte mi vida?
8. ¿Qué otros efectos secundarios podría esperar de la cirugía? ¿Qué complicaciones pueden ocurrir a partir de esta cirugía?
9. ¿Qué tratamiento recibiré antes, durante o después de la cirugía? ¿Qué hace este tratamiento?
10. Estoy considerando una mastectomía con cierre plano. ¿Puede informarme más sobre este procedimiento?
11. Estoy considerando una mastectomía con reconstrucción. ¿Puede informarme sobre las opciones?

Preguntas sobre la radioterapia

1. ¿A qué tipo de radioterapia (RT) me someteré?
2. ¿A qué se dirigirá?
3. ¿Cuál es el objetivo de esta radioterapia?
4. ¿Cuántas sesiones de tratamiento necesitaré? ¿Se puede realizar un ciclo de RT más corto?
5. ¿Ofrecen este tipo de RT aquí? En caso negativo, ¿puede recomendarme a alguien que la haga?
6. ¿Qué efectos secundarios puedo esperar de la radiación?
7. ¿Debo comer o beber antes de la RT?
8. ¿Me administrarán medicamentos que me ayuden a relajarme durante la RT?
9. ¿Qué debo usar?

Preguntas sobre los efectos secundarios

1. ¿Cuáles son los efectos secundarios previstos del tratamiento?
2. ¿Cuáles son los efectos secundarios de este cáncer?
3. ¿Cuánto durarán estos efectos secundarios? ¿Algún efecto secundario disminuye o empeora en gravedad con el tiempo?
4. ¿A qué efectos secundarios debo estar atento? ¿Qué efectos secundarios se esperan y cuáles son potencialmente mortales?
5. ¿Cuándo debo llamar al médico? ¿Puedo enviar un mensaje de texto? ¿Qué debo hacer los fines de semana y durante las horas que no son de oficina?
6. ¿A qué servicio de urgencias o emergencias debo acudir? ¿Mi equipo de atención podrá comunicarse con el equipo de emergencias?
7. ¿Qué medicamentos puedo tomar para evitar o aliviar los efectos secundarios?
8. ¿Qué puedo hacer para aliviar el dolor y otros efectos secundarios?
9. ¿Interrumpirá el tratamiento o lo cambiará si aparecen efectos secundarios? ¿Qué es lo que busca?
10. ¿Qué puedo hacer para aliviar o evitar los efectos secundarios? ¿Qué medidas tomará usted?
11. ¿Qué medicamentos pueden empeorar los efectos secundarios del tratamiento?
12. ¿Cuáles son algunos de los posibles efectos secundarios permanentes que podría sufrir a partir del tratamiento?

Preguntas sobre los ensayos clínicos

1. ¿Qué ensayos clínicos están disponibles para mi tipo y estadio de cáncer de mama?
2. ¿Cuáles son los tratamientos realizados en el ensayo clínico?
3. ¿Qué hace el tratamiento?
4. ¿Se ha usado este tratamiento antes? ¿Se ha usado para otros tipos de cáncer?
5. ¿Cuáles son los riesgos y beneficios de este tratamiento?
6. ¿Qué efectos secundarios puedo presentar? ¿Cómo pueden controlarse los efectos secundarios?
7. ¿Por cuánto tiempo participaré en el ensayo clínico?
8. ¿Podré recibir otros tratamientos si este no funciona?
9. ¿Cómo sabrá que el tratamiento está funcionando?
10. ¿El ensayo clínico tendrá algún costo? De ser así, ¿cuánto?
11. ¿Cómo averiguo sobre los ensayos clínicos en los que puedo participar? ¿Hay alguna fuente en línea que pueda consultar?

Recursos

American Association for Cancer Research (AACR)
aacr.org

American Breast Cancer Foundation
youandbreastcancer.com/en-bc/home

American Cancer Society (ACS)
cancer.org/cancer/breast-cancer.html

American Society of Clinical Oncology (ASCO)
cancer.net

Breast Cancer Alliance (BCA)
breastcanceralliance.org

Breast Cancer Support Project
breastcancerportraitproject.org

Breastcancer.org
breastcancer.org

Brem Foundation
bremfoundation.org

Cancer*Care*
cancercare.org

Cancer Support Community
cancersupportcommunity.org/living-cancer

Chemocare
chemocare.com

DiepCFoundation
diepcfoundation.org

FORCE - Facing Our Risk of Cancer Empowered
facingourrisk.org

GPAC - Global Patient Advocacy Coalition
GPACunited.org

Healthwell Foundation
healthwellfoundation.org

Inflammatory Breast Cancer Research Foundation
ibcresearch.org

Living Beyond Breast Cancer (LBBC)
lbbc.org

MedlinePlus
medlineplus.gov/breastcancer.html

My Survival Story
mysurvivalstory.org

National Cancer Institute (NCI)
cancer.gov/types/breast

National Center for Health Research
breastimplantinfo.org

National Coalition for Cancer Survivorship
canceradvocacy.org/toolbox

National Financial Resource Directory - Patient Advocate Foundation
patientadvocate.org/explore-our-resources/national-financial-resource-directory/

OncoLink
oncolink.org

Patient Access Network Foundation
panfoundation.org

Radiological Society of North America
radiologyinfo.org

SHARE Cancer Support
sharecancersupport.org

Sharsheret
sharsheret.org

Smart Patients
smartpatients.com/communities/breast-cancer

Susan G. Komen
komen.org

Testing.com
testing.com

The Male Breast Cancer Coalition
malebreastcancercoalition.org/men-have-breasts-too

Unite for HER
uniteforher.org

Young Survival Coalition (YSC)
youngsurvival.org

Comparta su opinión con nosotros.

Complete nuestra encuesta
Y colabore para que NCCN Guidelines for Patients sea mejor para todos.

NCCN.org/patients/comments

Palabras que debe saber

ablación ovárica
Método utilizado para evitar que los ovarios produzcan hormonas.

ácido desoxirribonucleico (ADN)
Cadena de sustancias químicas en las células que contienen instrucciones codificadas para generar y controlar las células.

adenopatía palpable
Ganglios linfáticos anormales en tamaño o consistencia.

anatomopatólogo
Médico experto en el análisis de células y tejido para detectar enfermedades.

antecedentes médicos
Informe de todos sus eventos de salud y medicamentos.

antiestrógenos
Medicamento para el cáncer que impide la unión del estrógeno a las células.

areola
Área más oscura y circular de la piel que se encuentra alrededor del pezón en la mama.

asesoramiento genético
Orientación de expertos sobre la posibilidad de que una enfermedad se transmita de padres a hijos.

aspiración con aguja fina (AAF)
Procedimiento que extrae muestras de tejido con una aguja muy fina.

biopsia
Procedimiento por el que se extirpan muestras de fluido o tejido para analizarlas en busca de una enfermedad.

ganglio linfático axilar (ALN)
Pequeña estructura que combate las enfermedades, cerca de la axila.

biopsia de ganglio linfático centinela (SLNB)
Operación en la que se extirpan las estructuras que combaten las enfermedades (ganglios linfáticos) a las que el cáncer se extiende en primer lugar. También llamada disección del ganglio linfático centinela.

biopsia por punción con aguja gruesa
Un procedimiento que extrae muestras de tejido con una aguja hueca. También llamada directamente biopsia o punción con aguja gruesa o BAG.

cáncer con receptores de hormonas negativos (HR-)
Células cancerosas que no utilizan hormonas para desarrollarse.

cáncer con receptores de hormonas positivos (RH+)
Células cancerosas que utilizan hormonas para desarrollarse.

cáncer de mama hereditario
Cáncer de mama que probablemente fue provocado por genes anormales transmitidos de padres a hijos.

cáncer de mama inflamatorio
Tipo de cáncer de mama en el que la mama se ve roja e hinchada y se siente caliente al tacto.

cáncer de mama invasivo
Crecimiento del cáncer de mama en el tejido estructural de las mamas (estroma).

cáncer de mama no invasivo
Cáncer de mama que no se propagó en el tejido desde el cual se puede extender.

cáncer de mama triple negativo (TNBC)
Cáncer de mama que no usa hormonas ni la proteína HER2 para crecer.

carcinoma
Cáncer de las células que recubren las superficies internas o externas del cuerpo.

carcinoma ductal
Cáncer derivado de las células que recubren los pequeños vasos con forma de tubo.

carcinoma lobular
Cáncer de mama que comenzó en las células que recubren las glándulas mamarias (lóbulos).

cierre plano
Procedimiento que se realiza después de una mastectomía en el que la piel se tensa y se sutura sin agregar un implante mamario.

cirugía conservadora de la mama (BCS)
Tratamiento para el cáncer que consiste en extirpar un tumor mamario.

complejo areola-pezón (NAC)
El aro de piel más oscura de la mama se llama areola. La punta elevada dentro de la areola se llama pezón.

conducto
Estructura en forma de tubo a través de la cual la leche se desplaza hasta el pezón.

degradador selectivo de receptores de estrógeno (SERD)
Medicamento que bloquea y destruye los receptores de estrógeno.

densidad mineral ósea
Prueba que mide la resistencia de los huesos.

desplazamiento de volumen
Método para desplazar tejido mamario durante una operación y llenar el espacio que queda.

ecografía
Procedimiento que usa ondas sonoras para tomar imágenes del interior del cuerpo.

efectos secundarios
Respuestas físicas o emocionales insalubres o desagradables frente al tratamiento.

ensayo clínico
Tipo de investigación que evalúa pruebas o tratamientos de salud.

especialista en fertilidad
Experto que ayuda a las personas a tener bebés.

estadio anatomopatológico (p)
Clasificación de la extensión del cáncer según los estudios realizados después del tratamiento.

estadio clínico (c)
Clasificación de la extensión del cáncer antes de iniciar el tratamiento.

estadio del cáncer
Clasificación del pronóstico del cáncer en función de su crecimiento y extensión.

estrógeno
Hormona que provoca rasgos corporales femeninos.

examen clínico de las mamas
Palpación de las mamas por un experto de la salud para detectar enfermedades.

examen físico
Estudio del cuerpo por parte de un médico para descubrir signos de enfermedad.

gammagrafía ósea
Examen que toma imágenes de los huesos para evaluar si hay problemas de salud.

ganglio linfático
Pequeña estructura en forma de frijol que combate las enfermedades.

ganglio linfático centinela (SLN)
Primer ganglio linfático al que se extienden las células cancerosas después de dejar un tumor.

gen
Instrucciones codificadas en las células para crear nuevas células y controlar la forma en que se comportan las células.

hemograma completo (CBC)
Un análisis de sangre que incluye la cantidad de glóbulos sanguíneos.

hibridación *in situ* (HIS)
Estudio de laboratorio de la cantidad de genes.

histología
Estructura de las células, los tejidos y los órganos observada bajo un microscopio.

hormona
Sustancia química del cuerpo que desencadena una respuesta de las células o los órganos.

hormona liberadora de la hormona luteinizante (LHRH)
Hormona en el cerebro que ayuda a controlar la producción de estrógeno de los ovarios.

imagen por resonancia magnética (IRM)
Estudio que usa ondas sonoras e imanes potentes para tomar fotografías del interior del cuerpo.

implante mamario
Pequeña bolsa llena de agua salada, gel o ambos que se usa para reconstruir las mamas.

infraclavicular
Área justo debajo de la clavícula.

inhibidor de la aromatasa (AI)
Medicamento que reduce el nivel de estrógeno en el cuerpo.

inmunohistoquímica (IHQ)
Estudio de laboratorio de las células cancerosas para descubrir trazas específicas de células involucradas en el crecimiento celular anormal.

linfa
Líquido transparente que contiene glóbulos blancos.

linfadenectomía axilar (ALND)
Operación en la que se extirpan las estructuras que combaten las enfermedades (ganglios linfáticos) ubicadas cerca de la axila.

linfadenopatía
Ganglios linfáticos anormales en tamaño o consistencia.

linfedema
Hinchazón en el cuerpo debido a una acumulación de líquido llamado linfa.

lóbulo
Glándula en la mama que produce leche materna.

mamaria interna
Área a lo largo del esternón.

mamografía
Imagen radiográfica que se hace para obtener imágenes del interior de la mama.

mamografía de diagnóstico bilateral
Imágenes del interior de ambas mamas que se hacen a partir de una serie de rayos X.

mamografía de diagnóstico bilateral
Imágenes del interior de ambas mamas que se hacen a partir de una serie de rayos X.

margen quirúrgico
Tejido de aspecto normal alrededor de un tumor que se extirpó durante una operación.

mastectomía
Operación en la que se extirpa toda la mama.

mastectomía con preservación de la piel
Operación en la que se extirpa todo el tejido mamario, pero se salva la mayor cantidad de piel posible.

mastectomía total
Operación mediante la cual se extirpa toda la mama, pero no los músculos del pecho. También llamada mastectomía simple.

médico oncólogo
Médico experto en medicamentos para el cáncer.

medio de contraste
Una sustancia que se coloca en el cuerpo para que las imágenes que se toman en los estudios de diagnóstico sean más claras.

menopausia
Punto en el tiempo 12 meses después de un último período menstrual.

modulador selectivo del receptor de estrógeno (SERM)
Medicamento que bloquea el efecto del estrógeno dentro de las células.

mutación
Cambio anormal.

ooforectomía bilateral
Operación en la que se extirpan ambos ovarios.

pared torácica
Revestimiento de músculo, hueso y grasa que protege los órganos vitales.

pelvis
El área del cuerpo entre los huesos de la cadera.

postmenopausia
Estado de no tener más períodos menstruales.

premenopausia
Estado de tener períodos menstruales.

progesterona
Hormona femenina que participa en el desarrollo sexual, los períodos menstruales y el embarazo.

pronóstico
Evolución o resultado probables de una enfermedad de acuerdo con las pruebas.

prueba de diagnóstico por imágenes
Estudio que toma fotografías (imágenes) del interior del cuerpo.

quimioterapia
Medicamentos para el cáncer que detienen el ciclo de vida celular para que las células no se multipliquen.

radiación parcial de las mamas
Tratamiento con radiación que se recibe en el sitio donde se extirpó el tumor mamario.

radioterapia (RT)
Tratamiento que utiliza rayos de alta energía.

radioterapia de toda la mama (WBRT)
Tratamiento con radiación de toda la mama.

radioterapia parcial acelerada de la mama (APBI)
Tratamiento con radiación de parte de la mama con cáncer. Se administra una dosis más alta durante un período más corto en comparación con la radioterapia de toda la mama.

receptor 2 del factor de crecimiento epidérmico humano (HER2)
Proteína que se encuentra en el borde de una célula y envía señales para que crezca la célula.

receptor de estrógeno (ER)
Proteína dentro de las células que se une con el estrógeno.

receptor de estrógeno negativo (ER-)
Tipo de cáncer de mama que no usa estrógeno para crecer.

receptor de estrógeno positivo (ER+)
Tipo de cáncer de mama que usa estrógeno para crecer.

reconstrucción mamaria
Operación en la que se crean nuevas mamas.

recurrencia
Reaparición del cáncer después de un período sin cáncer.

refuerzo
Dosis adicional de radiación en un área específica del cuerpo.

sistema inmunitario
Defensa natural del cuerpo contra las infecciones y las enfermedades.

sistema linfático
Red de tejidos y órganos que combaten los gérmenes y que incluye la médula ósea, el bazo, el timo, los ganglios linfáticos y los vasos linfáticos. Parte del sistema inmunitario.

supraclavicular
Área justo encima de la clavícula.

supresión ovárica
Tratamiento farmacológico que reduce la cantidad de hormonas producidas por los ovarios.

tejido conector
El tejido de unión y apoyo que rodea a otros tejidos y órganos.

tomografía computada (TC)
Un estudio que usa rayos x de varios ángulos para tomar imágenes del interior del cuerpo.

tomografía por emisión de positrones (TEP)
Estudio que utiliza material radioactivo para ver la forma y la función de partes del cuerpo.

tratamiento adyuvante
Tratamiento que se administra para reducir las probabilidades de reaparición del cáncer.

tratamiento complementario
Atención médica que incluye el alivio de los síntomas, pero no el tratamiento del cáncer. También llamado cuidados paliativos o mejor tratamiento complementario.

tratamiento hormonal
Un tratamiento del cáncer que detiene la fabricación o la acción de los estrógenos. También se lo llama hormonoterapia.

tratamiento neoadyuvante
Tratamiento que se administra antes del tratamiento principal para reducir el cáncer. También llamado tratamiento prequirúrgico si se administra antes de una cirugía.

tratamiento sistémico
Tratamiento farmacológico que actúa en todo el cuerpo.

tumor primario
Primera masa de células cancerosas.

tumorectomía
Operación mediante la cual se extirpa un tumor pequeño de cáncer de mama. También llamada cirugía conservadora de la mama.

vulva
Los órganos femeninos externos que se encuentran entre las piernas.

Colaboradores de NCCN

Esta guía para pacientes se basa en la NCCN Clinical Practice Guidelines in Oncology (NCCN Guidelines®) para la detección del cáncer de mama, versión 2.2022. Fue adaptada, revisada y publicada con la colaboración de las siguientes personas:

Dorothy A. Shead, MS
Directora general de Operaciones de información para pacientes

Tanya Fischer, MEd, MSLIS
Redactora médica

Susan Kidney
Especialista principal en diseño gráfico

El desarrollo de la NCCN Clinical Practice Guidelines in Oncology (NCCN Guidelines®) para cáncer de mama, versión 2.2022, estuvo a cargo de los siguientes miembros del panel de NCCN:

Dr. William J. Gradishar, presidente
Robert H. Lurie Comprehensive Cancer Center of Northwestern University

Dra. Meena S. Moran, vicepresidenta
Yale Cancer Center/Smilow Cancer Hospital

Dr. Jame Abraham
Case Comprehensive Cancer Center/ University Hospitals Seidman Cancer Center y Cleveland Clinic Taussig Cancer Institute

Dra. Rebecca Aft, PhD
Siteman Cancer Center, Barnes-Jewish Hospital y Washington University School of Medicine

*Dra. Doreen Agnese
The Ohio State University Comprehensive Cancer Center - James Cancer Hospital and Solove Research Institute

Dra. Kimberly H. Allison
Stanford Cancer Institute

Dra. Bethany Anderson
University of Wisconsin Carbone Cancer Center

Dra. Sarah L. Blair
UC San Diego Moores Cancer Center

Dr. Harold J. Burstein, PhD
Dana-Farber/Brigham and Women's Cancer Center

Dra. Helen Chew
UC Davis Comprehensive Cancer Center

Dra. Chau Dang
Memorial Sloan Kettering Cancer Center

Dr. Anthony D. Elias
University of Colorado Cancer Center

Dra. Sharon H. Giordano, MPH
The University of Texas MD Anderson Cancer Center

Dr. Matthew Goetz
Mayo Clinic Cancer Center

Dra. Lori J. Goldstein
Fox Chase Cancer Center

Dra. Sara A. Hurvitz
UCLA Jonsson Center Comprehensive Cancer

Dr. Steven J. Isakoff, PhD
Massachusetts General Hospital Cancer Center

Dra. Rachel C. Jankowitz
Abramson Cancer Center, University of Pennsylvania

Dra. Sara H. Javid
Fred Hutchinson Cancer Research Center/Seattle Cancer Care Alliance

Dr. Jairam Krishnamurthy
Fred & Pamela Buffet Cancer Center

Dra. Marilyn Leitch
UT Southwestern Simmons Comprehensive Cancer Center

Dra. Janice Lyons
Case Comprehensive Cancer Center/ University Hospitals Seidman Cancer Center y Cleveland Clinic Taussig Cancer Institute

Dra. Ingrid A. Mayer
Vanderbilt-Ingram Cancer Center

Dra. Joanne Mortimer
City of Hope National Medical Center

Dr. Sameer A. Patel
Fox Chase Cancer Center

Dra. Lori J. Pierce
University of Michigan Rogel Cancer Center

Dra. Laura H. Rosenberger
Duke Cancer Institute

Dra. Hope S. Rugo
UCSF Helen Diller Family Comprehensive Cancer Center

* Dra. Amy Sitapati
UC San Diego Moores Cancer Center

Dra. Karen Lisa Smith, MPH
The Sidney Kimmel Comprehensive Cancer Center, Johns Hopkins

Dra. en Derecho Mary Lou Smith, MBA
Defensora de pacientes Research Advocacy Network

Dr. Hatem Soliman
Moffitt Cancer Center

Dra. Erica M. Stringer-Reasor
O'Neal Comprehensive Cancer Center, UAB

Dra. Melinda L. Telli
Stanford Cancer Institute

Dr. John H. Ward
Huntsman Cancer Institute, University of Utah

Dra. Kari B. Wisinski
University of Wisconsin Carbone Cancer Center

*Dra. Jessica S. Young
Roswell Park Comprehensive Cancer Center

Personal de NCCN

Rashmi Kumar, PhD
Directora de Operaciones de información clínica

Lic. en Ciencias, Jennifer Burns
Gerenta de Respaldo de directrices

* Revisaron esta guía para pacientes. Para divulgaciones, visite NCCN.org/disclosures.

Centros oncológicos de NCCN

Abramson Cancer Center,
University of Pennsylvania
Filadelfia, Pensilvania
+1 800.789.7366 • pennmedicine.org/cancer

Case Comprehensive Cancer Center/
University Hospitals Seidman Cancer
Center y Cleveland Clinic Taussig
Cancer Institute
Cleveland, Ohio
+1 800.641.2422 • UH Seidman Cancer Center
uhhospitals.org/services/cancer-services
+1 866.223.8100 • CC Taussig Cancer Institute
my.clevelandclinic.org/departments/cancer
+1 216.844.8797 • Case CCC
case.edu/cancer

City of Hope National Medical Center
Los Ángeles, California
+1 800.826.4673 • cityofhope.org

Dana-Farber/Brigham and Women's
Cancer Center | Massachusetts
General Hospital Cancer Center
Boston, Massachusetts
+1 617.732.5500 • youhaveus.org
+1 617.726.5130
massgeneral.org/cancer-center

Duke Cancer Institute
Durham, Carolina del Norte
+1 888.275.3853 • dukecancerinstitute.org

Fox Chase Cancer Center
Filadelfia, Pensilvania
+1 888.369.2427 • foxchase.org

Fred & Pamela Buffett Cancer Center
Omaha, Nebraska
+1 402.559.5600 • unmc.edu/cancercenter

Fred Hutchinson Cancer
Research Center/Seattle
Cancer Care Alliance
Seattle, Washington
+1 206.606.7222 • seattlecca.org
+1 206.667.5000 • fredhutch.org

Huntsman Cancer Institute,
University of Utah
Salt Lake City, Utah
+1 800.824.2073 • huntsmancancer.org

Indiana University
Melvin and Bren Simon
Comprehensive Cancer Center
Indianápolis, Indiana
www.cancer.iu.edu

Mayo Clinic Cancer Center
Phoenix/Scottsdale, Arizona
Jacksonville, Florida
Rochester, Minnesota
+1 480.301.8000 • Arizona
+1 904.953.0853 • Florida
+1 507.538.3270 • Minnesota
mayoclinic.org/cancercenter

Memorial Sloan Kettering
Cancer Center
Nueva York, Nueva York
+1 800.525.2225 • mskcc.org

Moffitt Cancer Center
Tampa, Florida
+1 888.663.3488 • moffitt.org

O'Neal Comprehensive
Cancer Center, UAB
Birmingham, Alabama
+1 800.822.0933 • uab.edu/onealcancercenter

Robert H. Lurie Comprehensive Cancer
Center of Northwestern University
Chicago, Illinois
+1 866.587.4322 • cancer.northwestern.edu

Roswell Park Comprehensive
Cancer Center
Búfalo, Nueva York
+1 877.275.7724 • roswellpark.org

Siteman Cancer Center, Barnes-Jewish
Hospital y Washington
University School of Medicine
St. Louis, Misuri
+1 800.600.3606 • siteman.wustl.edu

St. Jude Children's
Research Hospital/
The University of Tennessee
Health Science Center
Memphis, Tennessee
+1 866.278.5833 • stjude.org
+1 901.448.5500 • uthsc.edu

Stanford Cancer Institute
Stanford, California
+1 877.668.7535 • cancer.stanford.edu

The Ohio State University
Comprehensive Cancer Center -
James Cancer Hospital and
Solove Research Institute
Columbus, Ohio
+1 800.293.5066 • cancer.osu.edu

The Sidney Kimmel Comprehensive
Cancer Center, Johns Hopkins
Baltimore, Maryland
+1 410.955.8964
www.hopkinskimmelcancercenter.org

The University of Texas
MD Anderson Cancer Center
Houston, Texas
+1 844.269.5922 • mdanderson.org

UC Davis
Comprehensive Cancer Center
Sacramento, California
+1 916.734.5959 • +1 800.770.9261
health.ucdavis.edu/cancer

UC San Diego Moores Cancer Center
La Jolla, California
+1 858.822.6100 • cancer.ucsd.edu

UCLA Jonsson
Comprehensive Cancer Center
Los Ángeles, California
+1 310.825.5268 • cancer.ucla.edu

UCSF Helen Diller Family
Comprehensive Cancer Center
San Francisco, California
+1 800.689.8273 • cancer.ucsf.edu

University of Colorado Cancer Center
Aurora, Colorado
+1 720.848.0300 • coloradocancercenter.org

University of Michigan
Rogel Cancer Center
Ann Arbor, Michigan
+1 800.865.1125 • rogelcancercenter.org

University of Wisconsin
Carbone Cancer Center
Madison, Wisconsin
+1 608.265.1700 • uwhealth.org/cancer

UT Southwestern Simmons
Comprehensive Cancer Center
Dallas, Texas
+1 214.648.3111 • utsouthwestern.edu/simmons

Vanderbilt-Ingram Cancer Center
Nashville, Tennessee
+1 877.936.8422 • vicc.org

Yale Cancer Center/
Smilow Cancer Hospital
New Haven, Connecticut
+1 855.4.SMILOW • yalecancercenter.org

Notas

Índice